Recetas

Ayuno

Intermitente

¡Una colección de las mejores recetas para tener éxito en su ayuno intermitente y alcanzar sus objetivos!

Anna Rossi

Contenido

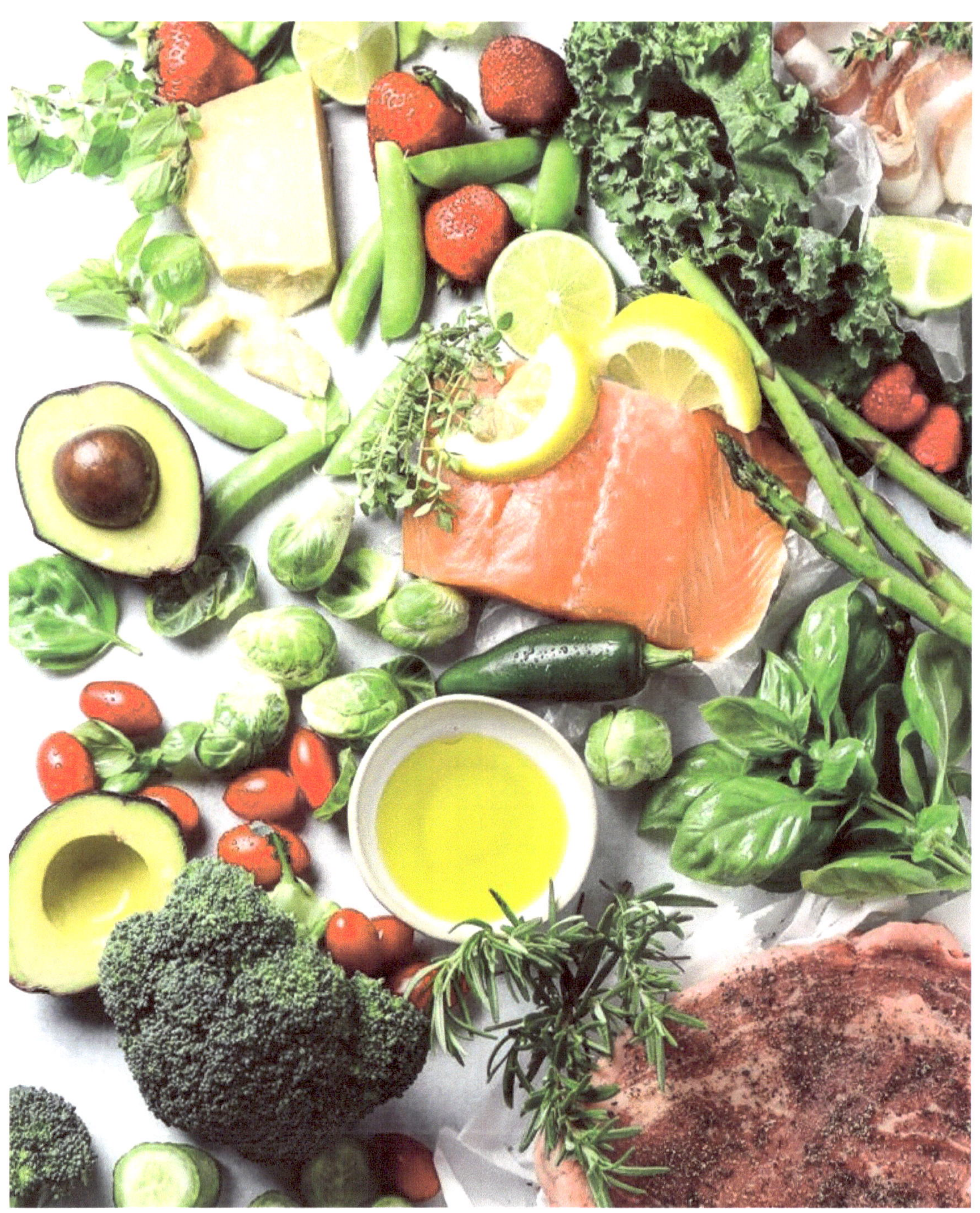

¿Por qué necesito un libro de cocina de ayuno intermitente para saber qué comer cuando estoy en ayunas? Es una pregunta legítima. Al fin y al cabo, el ayuno consiste en no comer, así que ¿por qué hay que cocinar?

No comer es sólo una pieza del rompecabezas. El ayuno debe equilibrarse con un consumo adecuado de alimentos ricos en nutrientes.

Si te preguntas qué tipo de alimentos deben ser el pilar de tu cocina a partir de ahora, es muy sencillo: alimentos naturales. Frutas y verduras (crudas, cocidas, al vapor, en compota, en batido, en zumo...), proteínas (carne, pescado, huevo...), lácteos (yogur, queso...), hidratos de carbono complejos (arroz negro, avena...), grasas insaturadas (pescado azul, nueces, aguacate, almendras...).

Con esta buena base, podrás crear bonitos platos gourmet para reequilibrar tu día a día. En este libro de recetas, te guiaré hacia las comidas más deliciosas y apetitosas. Se trata de la proporción correcta de nutrientes, por lo que estas recetas son equilibradas y garantizan una dieta saludable.

Las recetas de este libro son nutritivas y bajas en carbohidratos. Ayudan a controlar el hambre y a minimizar el almacenamiento de grasa, haciendo que el ayuno sea más efectivo y agradable.

¿A qué esperas? Es hora de subir al autobús a la ciudad del sabor conmigo a tu lado. ¿Qué va a preparar primero? Repasemos juntos estas recetas y elijamos la comida del día.

Panqueques de canela

Tiempo de cocción: **20 minutos**
Rinde: **6 panqueques**

Ingredientes

- ⅔ taza de harina de almendra blanqueada
- 1 cucharada de Stevia
- 1 cucharadita de levadura en polvo
- ½ cucharadita de canela molida
- 2 huevos grandes
- 56 g de queso crema, ablandado
- 2 cucharaditas de extracto de vainilla
- Mantequilla y arándanos, para servir
- Sal, al gusto

Preparación

En el bol de un procesador de alimentos, añada la harina de almendras, la Stevia, la levadura en polvo, la canela, los huevos, el queso, la vainilla y la sal. Mezclar hasta que esté suave. Dejar reposar la mezcla durante 5 minutos para que espese ligeramente.

Calentar una sartén antiadherente ligeramente engrasada a fuego medio. Vierta 3 cucharadas de masa por cada panqueque en la sartén para hacer 6 panqueques. Cocer durante 2 minutos o hasta que aparezcan burbujas en la superficie. Dar la vuelta a los panqueques con cuidado. Cocinar durante 1 minuto o hasta que los panqueques estén dorados.

Servir inmediatamente los panqueques con mantequilla y arándanos.

Contamina el jarabe de arce descongelando una taza de arándanos congelados en el microondas durante unos 90 segundos. Cuando los jugos se calientan, forman un jarabe que se puede rociar.

Valores nutricionales por porción (3 panqueques sin las opciones de servicio)

384 *cal;* **34 g** *de grasa;* **16 g** *de carbohidratos;* **3 g** *de fibra;* **15 g** *de proteínas*

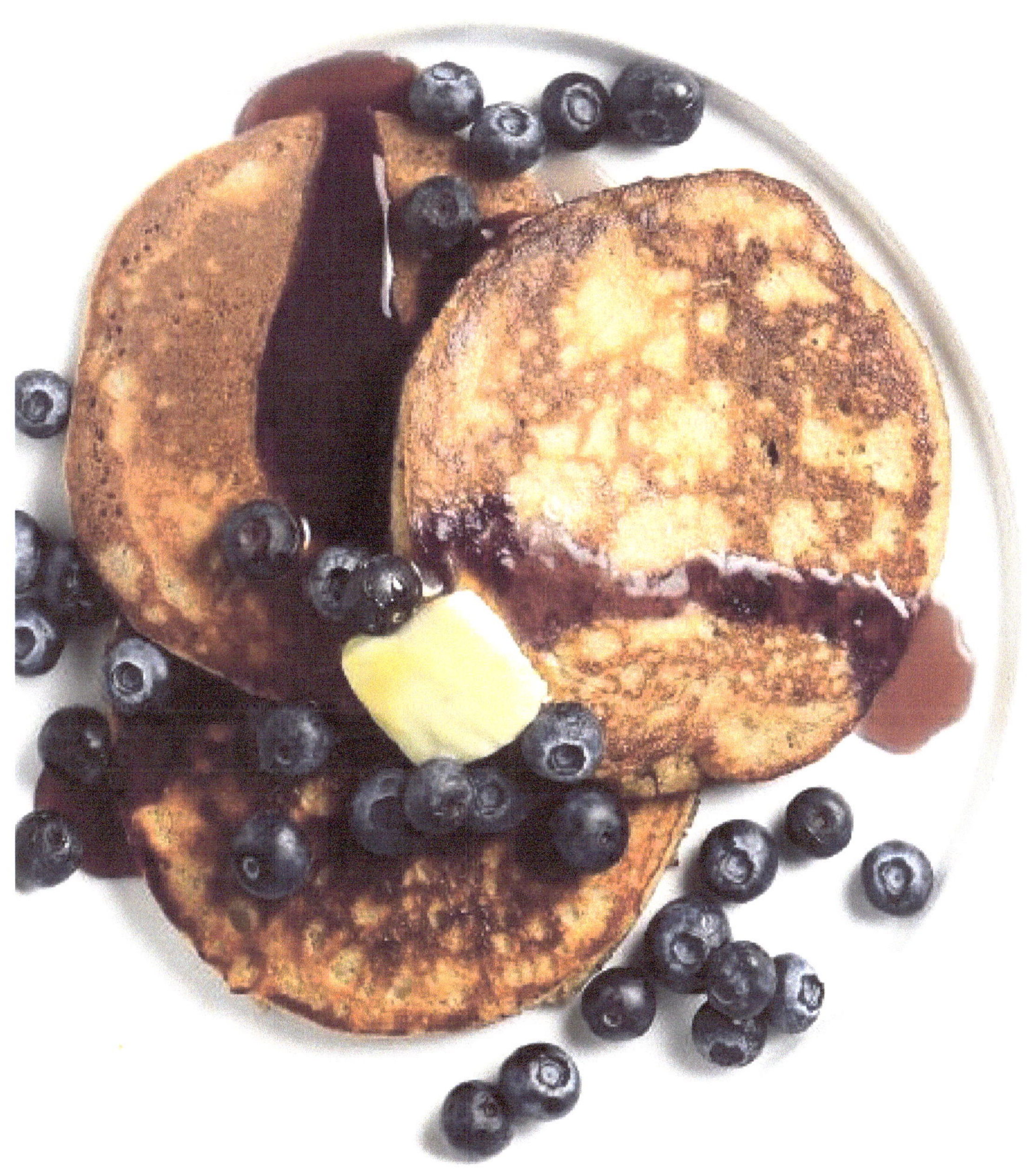

<u>Pudín de chocolate</u>

Tiempo de cocción: -
Rinde: **2 porciones**

Ingredientes

- ¼ taza de copos de coco sin azúcar
- 3 cucharadas de semillas de chía
- 3 cucharadas más 1 cucharadita de semillas de cáñamo
- 1 cucharada de cacao en polvo
- 1 cucharada de estevia
- Sal, al gusto
- 1 taza (250 ml) de leche de coco, refrigerada
- 2 cucharadas de agua helada
- 1 taza de fresas cortadas en rodajas
- 1 mandarina, cortada en cuartos
- 1 cucharada de pepitas de cacao
- Copos de coco y varias bayas, para servir

Preparación

En un bol pequeño, combina el coco, las semillas de chía, 3 cucharadas de semillas de cáñamo, el cacao en polvo, la estevia y la sal.

Añada la leche de coco fría, el agua helada, las rodajas de fresa y los gajos de mandarina. Remover para mezclar bien. Dejar reposar durante 5 minutos antes de servir.

Repartir la avena en cuencos para servir. Espolvorear con la cucharadita restante de semillas de cáñamo y las pepitas de cacao. Cubra con más coco y bayas.

Esta receta se conserva durante 4 días en un recipiente hermético en la nevera; añada leche de coco o agua si la avena se ha espesado demasiado.

Valores nutricionales por porción (sin las opciones de servicio)

399 *cal;* ***33 g*** *de grasa;* ***19 g*** *de carbohidratos;* ***8 g*** *de fibra;* ***11 g*** *de proteínas*

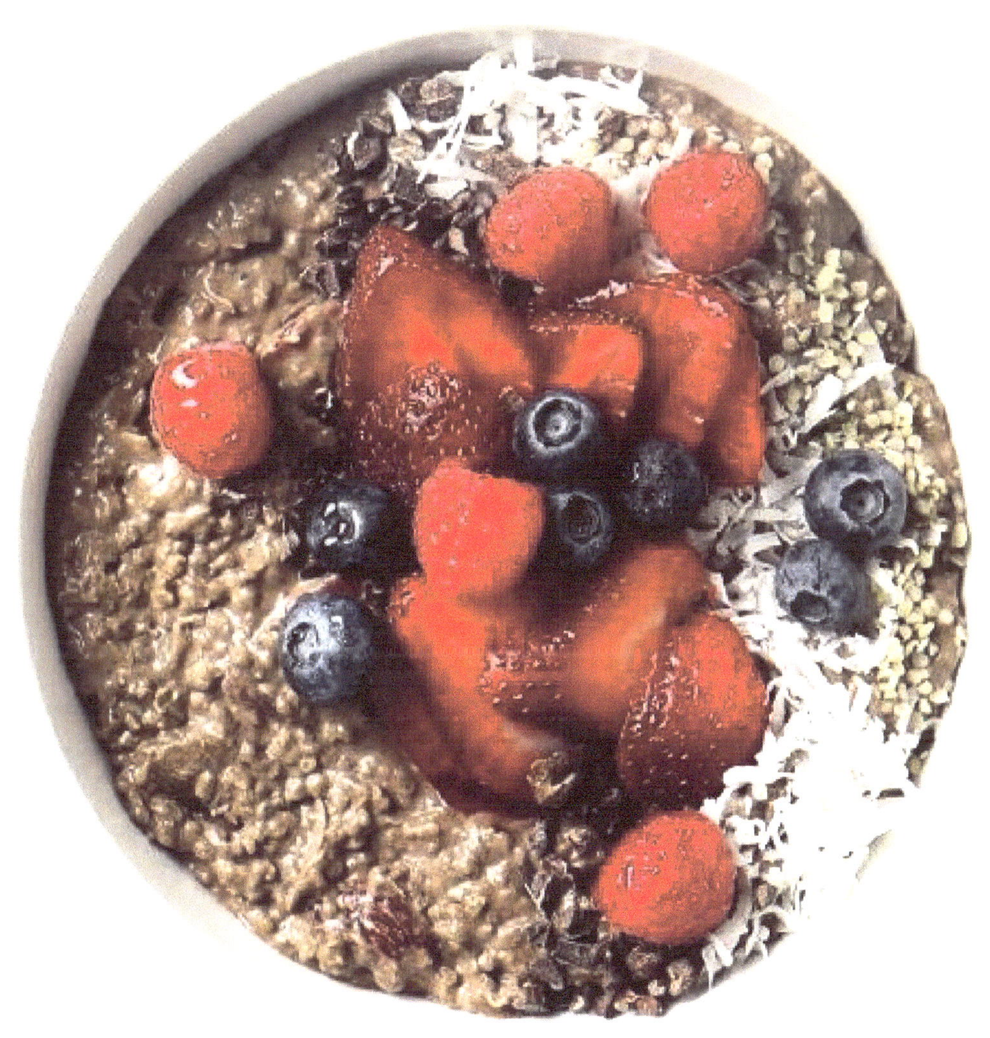

Pan de Psyllium

Tiempo de cocción: **60 minutos**
Rinde: **1 pan**

Ingredientes

- 12 huevos
- ½ taza de aceite de aguacate
- 2 cucharadas de vinagre de sidra de manzana
- 1¼ taza de harina de almendra blanqueada
- ½ taza de harina de coco
- 6 cucharadas de cáscaras de Psyllium enteras
- 1 cucharada de levadura en polvo
- ½ cucharadita de sal

Preparación

Precalentar el horno a 150 °C. Engrasar y forrar un molde para pan de 23 x 13 x 8 cm con papel de hornear, levantando el papel en los lados largos del molde para que sea más fácil sacar el pan horneado.

En un bol mediano, bata los huevos hasta que estén bien mezclados. Añadir el aceite y el vinagre. Remover hasta que esté bien mezclado.

En un bol grande, bata la harina de almendras, la harina de coco, el Psyllium, la levadura en polvo y la sal.

Añadir la mezcla de huevos a la mezcla de harina y remover hasta que esté bien mezclada. Vierta la mezcla en el molde preparado. Hornear durante 1 hora o hasta que al insertar una brocheta en el centro del pan ésta salga limpia. Deje que el pan repose en el molde durante 10 minutos antes de darle la vuelta en una rejilla para que se enfríe.

Deje que el pan se enfríe completamente antes de cortarlo en 18 rebanadas. Guarde las rebanadas de pan en papel de aluminio o envoltorio de plástico en el frigorífico hasta 5 días o en el congelador hasta 2 meses.

Valores nutricionales por rebanada de pan

167 cal; 13 g de grasa; 7 g de carbohidratos; 4 g de fibra; 6 g de proteínas

Bollos con semillas de sésamo

Tiempo de cocción: **50 minutos**
Rinde: **8 bollos**

Ingredientes

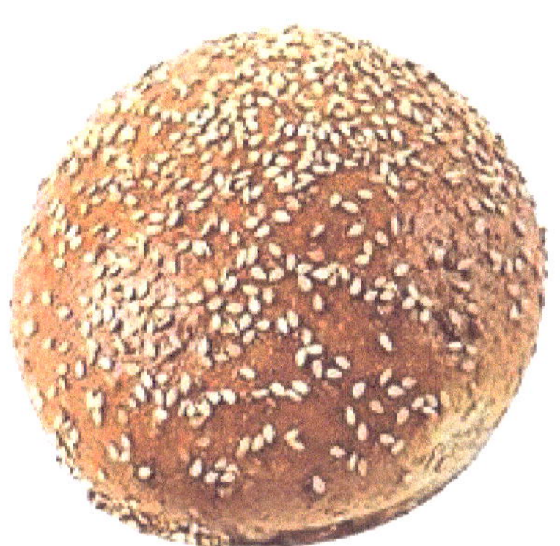

- 3 tazas de harina de almendra blanqueada
- ½ taza de cáscaras de Psyllium enteras
- 1 cucharada de harina de coco
- 2 cucharaditas de bicarbonato de sodio
- 1 cucharadita de levadura en polvo
- 1 cucharadita de Stevia
- ½ cucharadita de sal
- 1½ taza de agua hirviendo
- 3 cucharadas de vinagre de sidra de manzana
- 6 claras de huevo grandes, ligeramente batidas
- 1 yema de huevo, ligeramente batida
- 1 cucharadita de semillas de sésamo

Preparación

Precalentar el horno a 190 °C. Forrar una bandeja de horno con papel de hornear.

En un bol grande, mezclar la harina de almendras, el Psyllium, la harina de coco, el bicarbonato, la levadura en polvo, la Stevia y la sal. Batir hasta que esté bien mezclado.

En una taza medidora resistente al calor, combine el agua hirviendo y el vinagre. Añadir a la mezcla de harina de almendra con las claras de huevo y remover para combinar. (La mezcla hará espuma.) Seguir removiendo la mezcla hasta que se forme una masa suave. Tapar y dejar reposar durante 2 minutos o hasta que la masa esté lo suficientemente fría como para poder manejarla.

Dividir la masa en 8 trozos iguales, de unos 110 g cada uno. Hacer una bola con cada trozo. Colóquelos en la bandeja de hornear preparada. Con la mano, aplane ligeramente la parte superior de cada bola.

Pincelar la parte superior con yema de huevo y espolvorear con semillas de sésamo. Hornear durante 50 minutos o hasta que se dore. Colocar la bandeja de horno en una rejilla para que se enfríe. Deje que los bollos se enfríen completamente antes de cortarlos. Guárdelo en un recipiente hermético en la nevera hasta 5 días o en una bolsa de congelación en el congelador hasta 2 meses.

Valores nutricionales por bollo

*312 cal; **21 g** de grasa; **23 g** de carbohidratos; **16 g** de fibra; **12 g** de proteínas*

Caldo de pollo

Tiempo de cocción: **3 horas**
Rinde: **12 tazas**

Ingredientes

- 1,3 kg de muslos de pollo con hueso y piel
- 2 cebollas amarillas grandes, picadas gruesas
- 4 zanahorias grandes, con piel, picadas
- 4 tallos de apio picados
- 3 hojas de laurel
- 1 cucharada de granos de pimienta negra enteros
- 2 cucharadas de sal
- 16 tazas de agua

Preparación

En una cacerola grande, combine el pollo, las cebollas, las zanahorias, el apio, las hojas de laurel, los granos de pimienta y la sal. Añade el agua. Tapar parcialmente la cacerola y llevar a ebullición a fuego alto. Reducir el fuego a medio-bajo. Cocer a fuego lento sin tapar durante 3 horas para obtener un caldo más ligero o más tiempo para obtener un caldo de huesos más rico.

Enfriar ligeramente el caldo antes de tamizarlo con un colador de malla fina en un bol grande resistente al calor. Deseche los sólidos. Cubrir el caldo con un envoltorio de plástico y refrigerar durante 8 horas o toda la noche.

Raspe la grasa solidificada de la parte superior del caldo y deséchela. Guarde el caldo en un recipiente hermético en el frigorífico durante un máximo de 5 días o congélelo en recipientes etiquetados, proporcionados y herméticos, durante un máximo de 3 meses.

Valores nutricionales por taza

*12 cal; **1 g** de grasa; **1 g** de carbohidratos; **0 g** de fibra; **1 g** de proteínas*

Judías verdes con tomillo

Tiempo de cocción: **6 minutos**
Rinde: **4 porciones**

Ingredientes

- 450 g de judías verdes
- 1 cucharada de mantequilla
- 1 diente de ajo picado
- 1 cucharadita de tomillo picado
- 2 cucharadas de almendras laminadas, tostadas
- 1 pizca de copos de pimienta roja
- Sal, al gusto

Preparación

En una cacerola grande, hervir o cocer al vapor las judías durante 3 a 4 minutos o hasta que sean de color verde brillante y estén tiernas y crujientes. Escurrir las judías verdes en un colador y reservarlas.

En la misma cacerola, derrita la mantequilla, añada el ajo y cocine durante 30 segundos o hasta que esté fragante.

Añadir las judías verdes, el tomillo, las almendras, la pimienta roja y la sal. Remover hasta que esté bien mezclado. Colocar la mezcla en una fuente de servir. Adorne con más tomillo y sirva inmediatamente.

Valores nutricionales por porción

59 cal; 4 g de grasa; 6 g de carbohidratos; 2 g de fibra; 2 g de proteínas

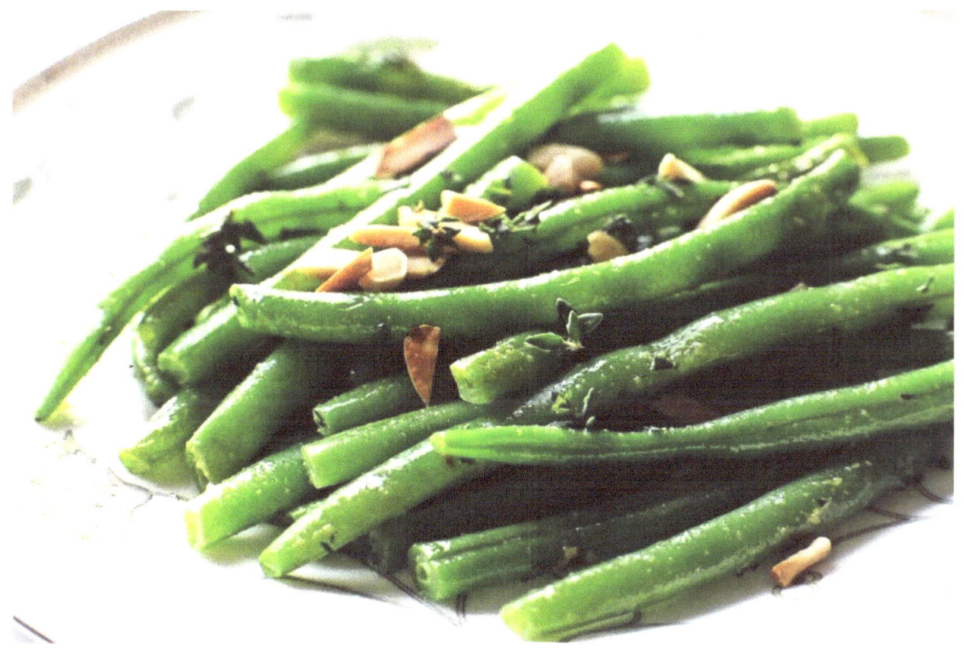

Puré de coliflor con queso

Tiempo de cocción: **12 minutos**
Rinde: **3 tazas**

Ingredientes

- 1 cabeza de coliflor entera (aprox. 800 g), cortada en ramilletes
- 1½ taza de caldo de verduras o de pollo
- ½ taza (15 g) de queso parmesano fresco finamente rallado
- 2 cucharadas de mantequilla
- 2 cucharadas de crema agria
- 1 pizca de nuez moscada molida
- Sal y pimienta blanca al gusto

Preparación

Poner la coliflor y el caldo en una cacerola grande. Tapar y llevar a ebullición. Reducir el fuego a medio. Cocer tapado durante 12 minutos, removiendo una vez durante la cocción, hasta que la coliflor esté tierna. Drenaje.

En un procesador de alimentos, mezcle la coliflor, el parmesano, la mantequilla, la crema agria, la nuez moscada, la sal y la pimienta hasta que quede muy suave (también puede utilizar una batidora de inmersión directamente en el bol).

Verter el puré de patatas en una fuente de servir. Añadir una cucharada de mantequilla por encima, si se desea. Espolvorear el puré con parmesano y nuez moscada y servir inmediatamente.

Valores nutricionales por taza

294 cal; 21 g de grasa; 15 g de carbohidratos; 6 g de fibra; 15 g de proteínas

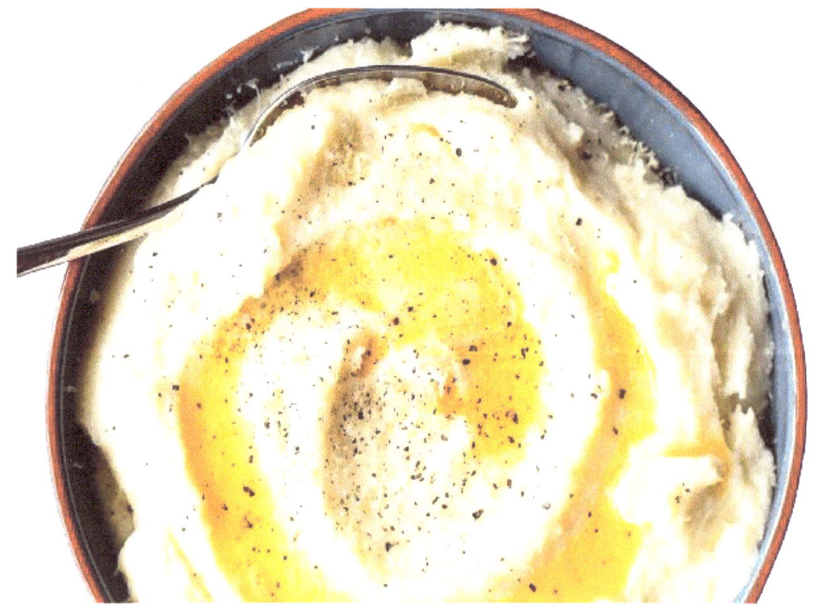

Coles de Bruselas con tocino

Tiempo de cocción: **20 minutos**
Rinde: **4 porciones**

Ingredientes

- 450 g de coles de Bruselas, cortadas por la mitad
- 1 cucharada de aceite de aguacate
- 1 cucharada de mantequilla derretida
- ½ cucharadita de ajo en polvo
- 1 cucharada de mostaza de Dijon
- ½ cucharadita de romero picado
- ½ cucharadita de sal
- 2 rebanadas de tocino cocido, cortadas en cubos

Preparación

Precalentar el horno a 200 °C. Forrar una bandeja de horno con papel de hornear.

En un recipiente grande, mezcle las coles de Bruselas, el aceite, la mantequilla, el ajo en polvo, la mostaza, el romero, la sal y el tocino. Colócalas en la bandeja del horno en una sola capa, con el lado cortado de las coles de Bruselas hacia abajo. Asar de 15 a 20 minutos o hasta que esté cocido y crujiente. Servir inmediatamente.

Valores nutricionales por porción

153 cal; 11 g de grasa; 10 g de carbohidratos; 4 g de fibra; 5 g de proteínas

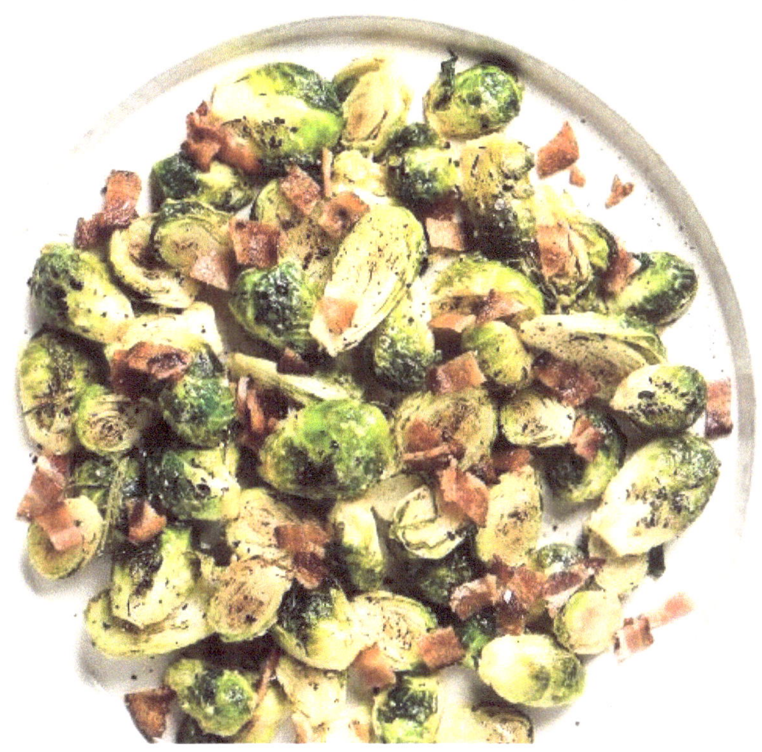

Tostada de salmón y huevo

Tiempo de cocción: **5 minutos**
Rinde: **2 porciones**

Ingredientes

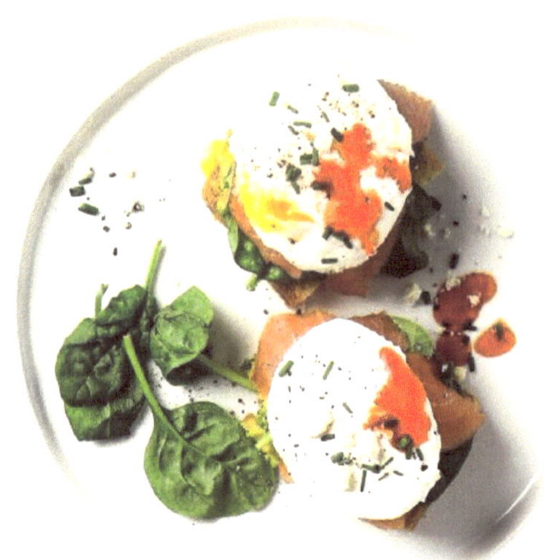

- ½ aguacate, en rodajas
- 1 cucharada de zumo de limón fresco
- 2 cucharaditas de cebollino picado
- 2 cucharadas de vinagre blanco
- 4 huevos grandes
- 2 rebanadas de pan
- 1 taza de hojas de espinacas
- 85 g de salmón ahumado
- ⅓ taza de queso feta desmenuzado
- Sal y pimienta negra recién molida al gusto
- 1 cucharadita de salsa picante, para servir

Preparación

En un tazón pequeño, aplaste el aguacate con un tenedor. Añadir el zumo de limón, el cebollino, la sal y la pimienta. Remover hasta que esté bien combinado.

En una cacerola pequeña, llevar a ebullición 7 cm de agua. Reducir el fuego a bajo. Añade el vinagre. Añada un huevo cada vez, rompa el huevo en un pequeño recipiente o taza y viértalo suavemente en el agua hirviendo a fuego lento empezando justo por encima del nivel del agua. Escalfar los huevos (todos al mismo tiempo) durante 4 minutos para obtener yemas blandas. Con una espumadera, saque los huevos del agua con cuidado y colóquelos en un plato pequeño forrado con papel de cocina para escurrirlos.

Mientras se hornean los huevos, tuesta el pan. Corta cada rebanada de pan tostado por la mitad y úntala con la mezcla de aguacate. Colocar dos mitades en dos platos para servir. Adornar con espinacas y salmón y los huevos. Sazonar con sal y pimienta. Repartir la feta sobre los huevos y rociar con la salsa picante. Decorar con cebollino y servir inmediatamente.

Valores nutricionales por porción

499 cal; 36 g de grasa; 14 g de carbohidratos; 8 g de fibra; 30 g de proteínas

Quiche de brócoli

Tiempo de cocción: **40 minutos**
Rinde: **3 porciones**

Ingredientes

- 225 g de brócoli en rodajas
- 1 cucharada de mantequilla
- 2 dientes de ajo picados
- 1 taza de hojas de espinacas
- 1 pimiento rojo asado, picado
- 1 taza de judías blancas cocidas
- 100 g de queso feta desmenuzado
- 8 huevos grandes
- ⅔ taza de nata fresca
- ¼ cucharadita de nuez moscada molida
- Sal y pimienta negra molida al gusto
- ¼ taza de hojas de albahaca picadas

Preparación

Engrasar un molde para tartas de 23 cm. Precalentar el horno a 180 °C.

Colocar el brócoli en un recipiente apto para microondas. Añade unas 2 cucharadas de agua, cúbrelo con papel de plástico y caliéntalo en el microondas a máxima potencia durante 2 a 3 minutos o hasta que el brócoli tenga un color verde brillante; no lo hiervas ni lo cocines demasiado. Colocar en una toalla de papel para absorber el exceso de humedad.

En una sartén pequeña, derrita la mantequilla a fuego medio-bajo. Añada el ajo y cocine, removiendo, durante 1 minuto. Añade las espinacas. Cocinar y remover durante 1 a 2 minutos o hasta que las hojas estén apenas marchitas. Vierta la mezcla de espinacas en la sartén. Coloca el brócoli, los pimientos rojos y las judías en la misma sartén. Espolvorear con la mitad del queso feta.

En un cuenco mediano, bata los huevos, la nata fresca, la nuez moscada, la sal y la pimienta hasta que estén bien combinados.

Vierta lentamente la mezcla de huevos en la sartén sobre las verduras. Espolvorear con el resto del queso feta y la albahaca. Hornear en la mitad del horno durante 35 minutos. Dejar enfriar la quiche de 1 a 2 horas. Cortar en tres trozos, adornar con hojas de albahaca y servir.

Valores nutricionales por porción

*360 cal; **23 g** de grasa; **20 g** de carbohidratos; **5 g** de fibra; **21 g** de proteínas*

Huevos al horno con tomate

Tiempo de cocción: **25 minutos**
Rinde: **2 porciones**

Ingredientes

- 1½ cucharada de aceite de aguacate
- ½ taza de cebollas rojas picadas
- ½ taza de pimiento rojo picado
- 2 dientes de ajo picados
- 2 cucharadas de pasta de tomate
- 2 cucharaditas de pasta de harissa
- 1 cucharadita de pimentón ahumado
- ¼ cucharadita de comino molido
- 1 lata (400 g) de tomates asados en dados, sin escurrir
- Sal marina y pimienta negra molida al gusto
- 4 huevos grandes
- 1 taza de hojas de col rizada desmenuzadas
- ⅓ taza de queso feta desmenuzado
- 1 aguacate, en rodajas
- 2 cucharadas de cilantro picado grueso

Preparación

Precalentar el horno a 190 °C. En una sartén grande apta para el horno, calentar el aceite a fuego medio. Añadir la cebolla, el pimiento y el ajo. Cocinar, removiendo de vez en cuando, durante 5 minutos o hasta que la cebolla y el pimiento se ablanden.

Añadir la pasta de tomate, la harissa, el pimentón y el comino. Cocinar, removiendo, durante 30 segundos o hasta que esté fragante.

Añadir los tomates con su jugo, sal y pimienta. Cocine, sin tapar, revolviendo ocasionalmente, de 5 a 7 minutos o hasta que la salsa espese. Retirar del fuego.

Haga cuatro cortes espaciados uniformemente en la salsa y rompa un huevo en cada corte. Coloca la col rizada alrededor de los huevos y en el borde de la sartén. Espolvorear con sal y pimienta.

Hornear durante 12 minutos o hasta que las claras estén cocidas pero las yemas aún estén tiernas. Decorar con queso feta, aguacate y cilantro y servir inmediatamente después de la cocción.

Valores nutricionales por porción

330 *cal;* **20 g** *de grasa;* **23 g** *de carbohidratos;* **5 g** *de fibra;* **16 g** *de proteínas*

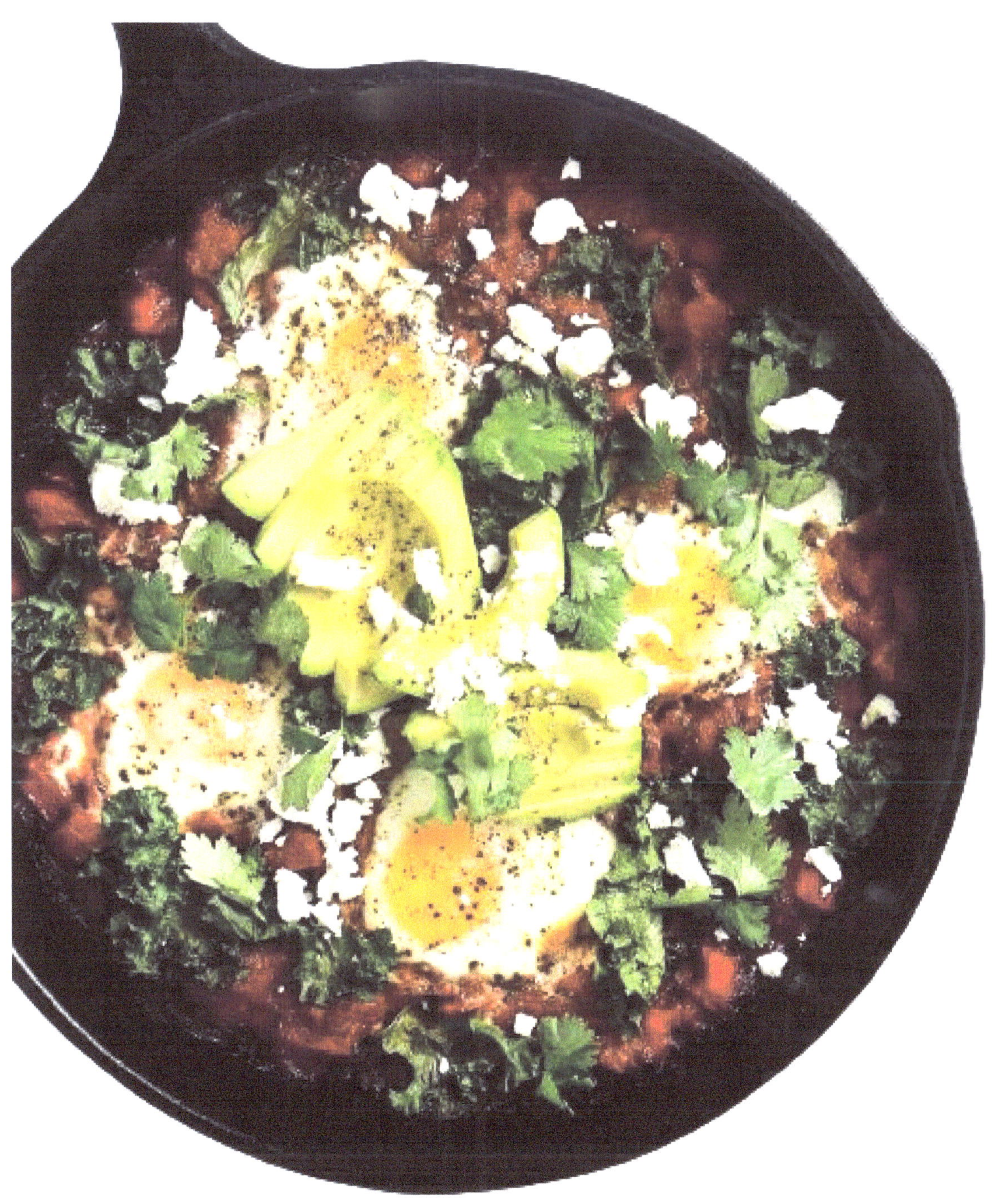

Tortilla de champiñones

Tiempo de cocción: **10 minutos**
Rinde: **1 porción**

Ingredientes

- 1 cucharada de aceite de aguacate
- 100 g de champiñones marrones pequeños, cortados en rodajas
- 2 huevos grandes
- 2 cucharadas de cebollino picado
- Sal marina y pimienta negra molida al gusto
- 1 pizca de nuez moscada molida
- 30 g de queso mozzarella fresco desmenuzado
- ¼ taza de queso Gruyere rallado

Preparación

En una sartén antiadherente de 20 cm, calentar el aceite a fuego medio-alto. Añade los champiñones. Cocinar, removiendo de vez en cuando, de 3 a 4 minutos o hasta que se ablande.

En un bol pequeño, bata los huevos, el cebollino, la sal, la pimienta y la nuez moscada hasta que estén bien combinados. Vierta la mezcla en la sartén. Añadir la mozzarella y la mitad del queso Gruyere. Reducir el fuego a medio y cocinar durante 3 minutos, girando la sartén y levantando el borde de la tortilla para que el huevo fluya por debajo. Continúe hasta que el huevo sin cocer de la parte superior esté casi agotado.

Espolvorear con el resto del queso Gruyere. Cocinar durante otros 1 a 2 minutos o hasta que la tortilla esté lista. Espolvorear con más cebollino. Servir la tortilla abierta o doblada.

Valores nutricionales por porción

468 cal; 39 g de grasa; 6 g de carbohidratos; 1 g de fibra; 25 g de proteínas

Ensalada de salmón

Tiempo de cocción: **12 minutos**
Rinde: **1 porción**

Ingredientes

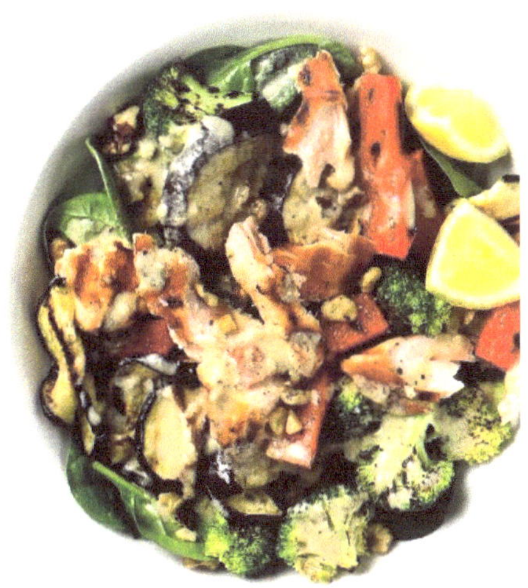

- 60 g de filete de salmón con piel
- 1½ cucharadita de aceite de oliva
- 1 pimiento rojo pequeño, cortado en cuartos
- 170 g de brócoli, cortado en rodajas
- 110 g de berenjena en rodajas
- 3 tazas de hojas de espinacas
- 1 cucharada de nueces picadas y tostadas
- Sal y pimienta negra molida al gusto

Preparación

Caliente una parrilla o sartén a fuego medio-alto. Frote el salmón con ½ cucharadita de aceite y espolvoree con sal y pimienta. Asar, con la piel hacia abajo, durante 4 minutos. Gire y cocine durante 3 minutos o hasta que el salmón se desmenuce fácilmente con un tenedor. Apaga el fuego. Colocar el salmón con cuidado en un plato. Retire y deseche la piel; desmenuce el salmón con un tenedor. Tapar y reservar.

Calentar la misma parrilla o sartén a fuego medio-alto. Cortar los pimientos en tiras. En un bol mediano, combine la cucharadita de aceite restante, las tiras de pimiento, el brócoli, la berenjena y sal y pimienta al gusto. Cocine durante 3 minutos por cada lado hasta que los pimientos se ablanden y aparezcan marcas de la parrilla. Cortar las rodajas de berenjena por la mitad. Dejar que las verduras se enfríen.

Colocar las espinacas en un recipiente poco profundo para servir. Colocar las verduras, el salmón y las nueces sobre las espinacas. Rociar con la vinagreta de tahini y servir inmediatamente con trozos de limón.

Valores nutricionales por porción

487 *cal;* **36 g** *de grasa;* **36 g** *de carbohidratos;* **14 g** *de fibra;* **14 g** *de proteínas*

Ensalada de verduras a la parrilla

Tiempo de cocción: **13 minutos**
Rinde: **2 porciones**

Ingredientes

- 170 g de filete de salmón con piel
- 2 cucharaditas de aceite de aguacate
- 140 g de ramilletes de brócoli
- 140 g de tirabeques
- 10 espárragos cortados en trozos
- 4 tazas de hojas de espinacas
- 1½ taza de fresas en rodajas
- 4 cebollas verdes, cortadas en tiras finas
- 2 cucharadas de semillas de girasol crudas
- Sal y pimienta negra molida al gusto

Preparación

Precaliente una parrilla o una sartén para asar a fuego medio-alto. Cortar el salmón por la mitad. Untar cada filete con ½ cucharadita de aceite. Sazonar con sal y pimienta. Cocinar el salmón, con la piel hacia abajo, durante 3 minutos. Dar la vuelta y cocinar durante 2 minutos más o hasta que el salmón se desmenuce fácilmente con un tenedor. Apaga el fuego. Retirar la piel del salmón, desmenuzarlo y reservarlo.

Cortar el brócoli a lo largo en rodajas. Precalentar la misma parrilla o sartén a fuego medio-alto.

En un tazón grande, combine el brócoli, los guisantes, los espárragos, la cucharadita restante de aceite, la sal y la pimienta hasta que las verduras queden cubiertas por el aceite. Cocinar por tandas en la parrilla de 2 a 4 minutos por cada lado o hasta que aparezcan las marcas de la parrilla y las verduras estén tiernas y crujientes. Deja que se enfríen. Cortar el brócoli en trozos pequeños si se desea.

Repartir las espinacas en dos cuencos, colocar las verduras asadas encima, añadir el salmón y rociar con una vinagreta de cilantro y lima. Añade las fresas. Espolvorear con cebollas verdes y semillas de girasol. Sirva la ensalada inmediatamente.

Valores nutricionales por porción

477 cal; 30 g de grasa; 31 g de carbohidratos; 10 g de fibra; 27 g de proteínas

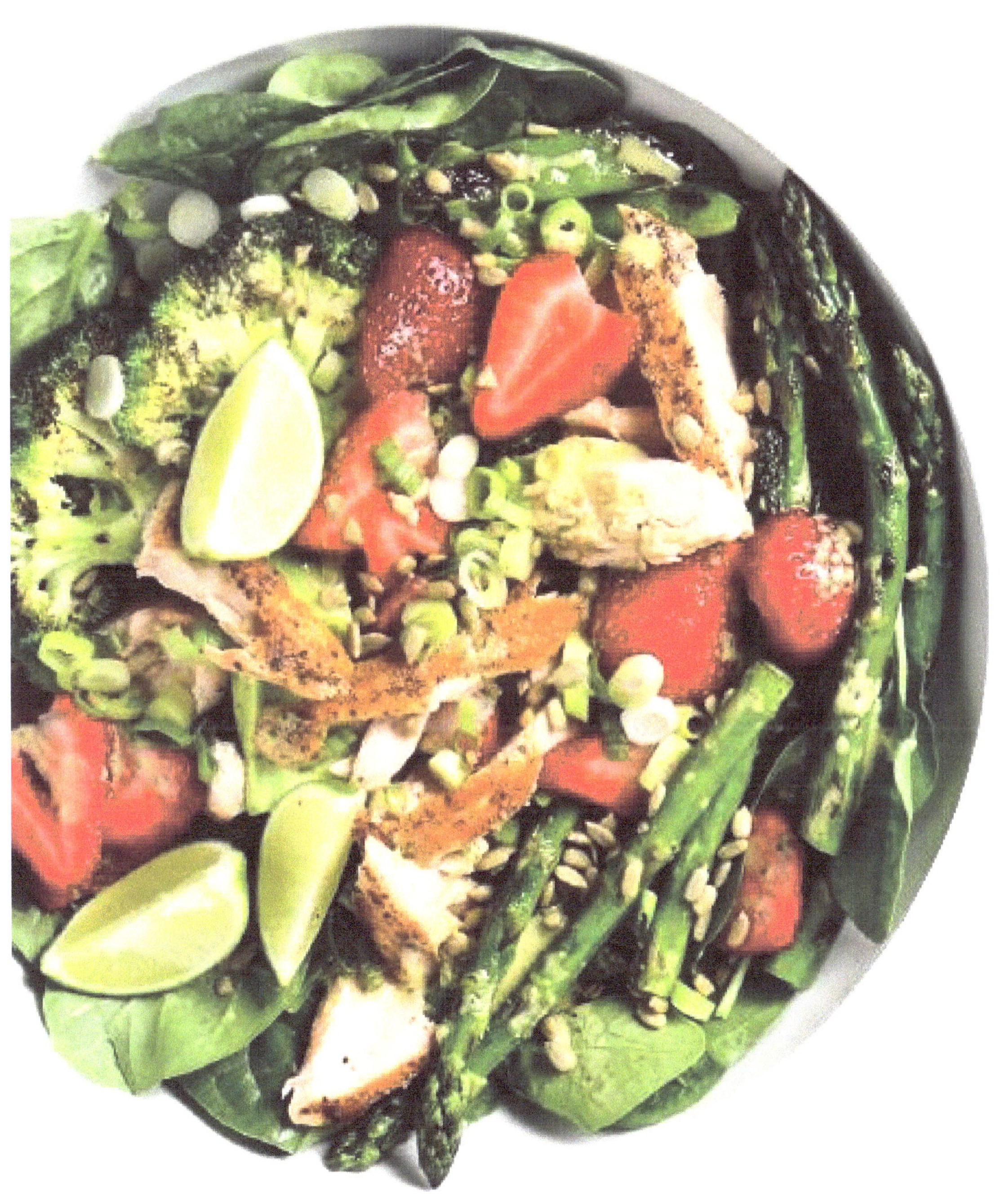

Ensalada César con pollo

Tiempo de cocción: **30 minutos**
Rinde: **2 porciones**

Ingredientes

- 4 rebanadas de tocino
- 200 g de ramilletes de brócoli
- 1 cucharadita de aceite de aguacate
- Sal y pimienta negra molida al gusto
- 200 g de pechuga de pollo deshuesada y sin piel
- 2 corazones de lechuga romana, picados gruesos
- ¼ taza de cebollas verdes cortadas en rodajas finas
- ½ taza (15 g) de queso parmesano fresco finamente rallado

Preparación

Precalentar el horno a 190 °C. Forrar una bandeja de horno con papel pergamino. Colocar 6 montones (2 cucharadas) de queso parmesano en la bandeja de horno preparada, con una separación de unos 5 cm. Extienda cada montículo en un círculo de 7 cm. Hornear de 5 a 7 minutos o hasta que esté ligeramente dorado y burbujeante. Déjelas reposar en la bandeja del horno durante un minuto y, a continuación, colóquelas con cuidado en un plato o una tabla para que se enfríen.

Aumentar la temperatura del horno a 200 °C. Coloque una rejilla engrasada en la misma bandeja para hornear. Coloque el tocino en una sola capa en un extremo de la rejilla.

En un tazón mediano, mezcle el brócoli con el aceite, sazone con sal y pimienta. Coloque el brócoli en una sola capa en el otro extremo de la rejilla. Cocine durante 20 minutos o hasta que el tocino esté cocido y el brócoli esté tierno y crujiente.

Mientras se cocinan el brócoli y el tocino, precaliente una parrilla o una sartén para asar a fuego medio-alto. Espolvorear el pollo con sal y pimienta. Cocine el pollo en la parrilla engrasada de 5 a 7 minutos por cada lado o hasta que esté bien cocido.

Cortar el pollo en rodajas y picar el tocino. Coloque la lechuga romana en dos cuencos de servicio y adorne con el pollo, el brócoli, el tocino y las cebollas verdes. Rociar con el aderezo César. Corta las patatas fritas de parmesano y añádelas a la ensalada. Sirva la ensalada de inmediato.

Valores nutricionales por porción

***535** cal; **38 g** de grasa; **16 g** de carbohidratos; **6 g** de fibra; **36 g** de proteínas*

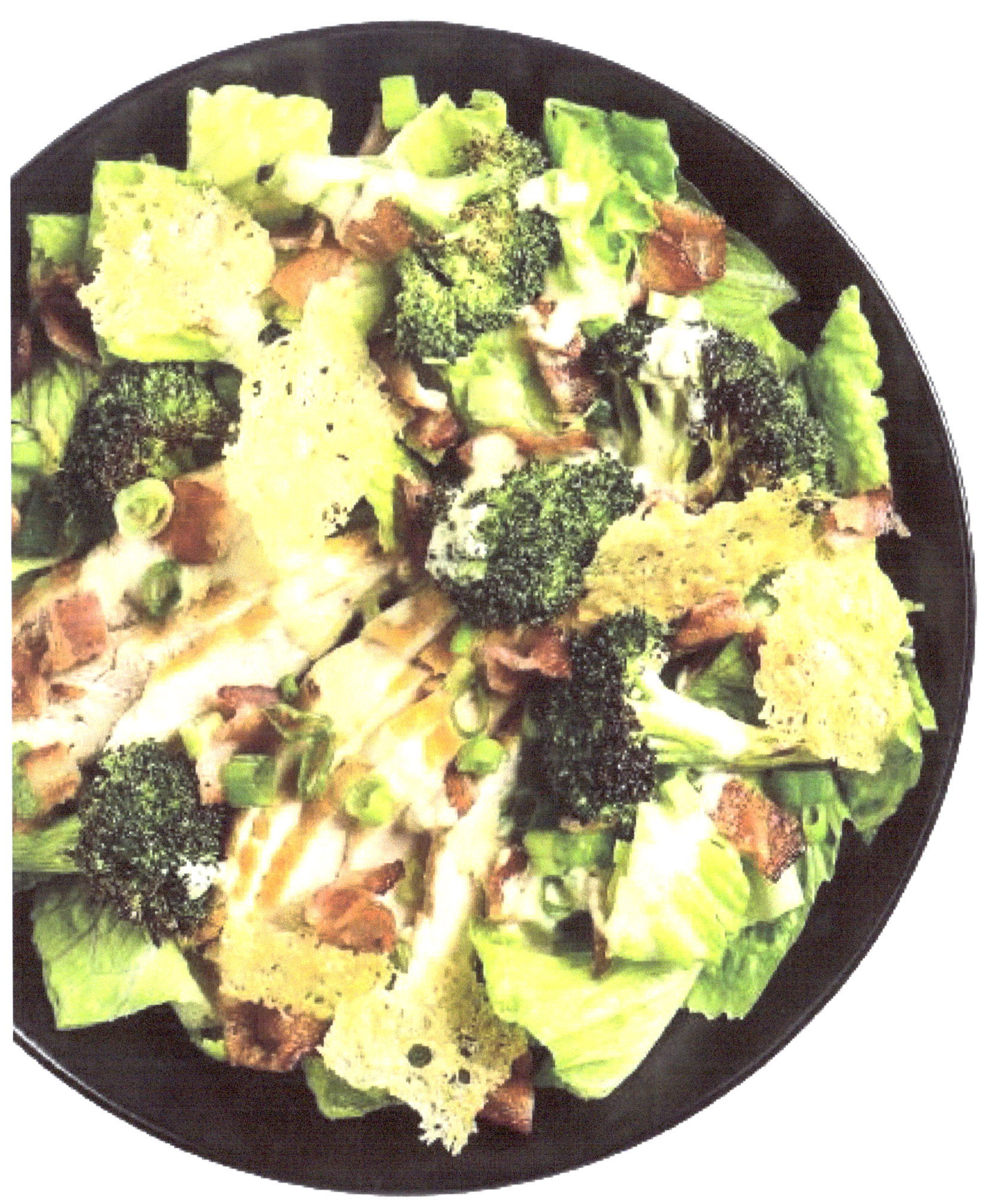

Ensalada de Roast Beef

Tiempo de cocción: -
Rinde: **2 porciones**

Ingredientes

- 2 tazas de lechuga romana rallada
- 100 g de tomates de uva, cortados por la mitad
- 2 huevos duros grandes, pelados
- 250 g de roast beef, cortado en rodajas
- ½ taza de pepino en rodajas
- ½ taza de rábano en rodajas
- 2 rodajas de cebolla roja, separadas en aros
- ¼ taza de queso cheddar blanco rallado
- 1 aguacate cortado en rodajas

Preparación

En dos platos individuales o en una fuente de servir, disponer la lechuga romana, los tomates, los huevos, la carne, el pepino, los rábanos, la cebolla y el queso cheddar. Rocíe con un aderezo de su elección y adorne con rodajas de aguacate. Sirva la ensalada inmediatamente.

Valores nutricionales por porción

526 cal; 37 g de grasa; 12 g de carbohidratos; 3 g de fibra; 38 g de proteínas

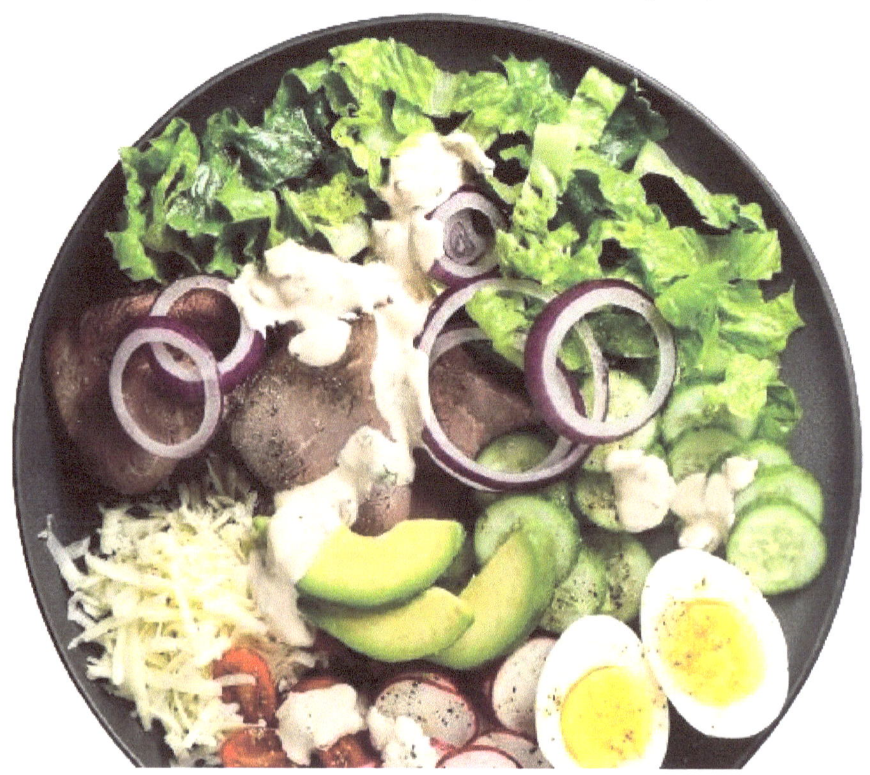

Ensalada de queso de cabra

Tiempo de cocción: -
Rinde: **1 porción**

Ingredientes

- 4 tazas de ensalada mesclun
- 1 pepino pequeño
- 8 espárragos, cortados en trozos
- 150 g de fresas en rodajas
- 2 cucharadas de nueces picadas
- 1 rebanada de tocino cocido, cortada en cubos
- 1 mandarina, segmentada
- 30 g de queso de cabra cremoso, cortado en trozos pequeños

Preparación

En un recipiente poco profundo para servir, coloque el mesclun. Con un pelador de verduras, pelar rodajas largas de pepino y rodajas largas de espárragos sobre el mesclun.

Añade las fresas, las nueces, el tocino, los gajos de mandarina y el queso de cabra. Rociar con la vinagreta de limón. Mezclar suavemente y servir la ensalada inmediatamente.

Valores nutricionales por porción

609 cal; **41 g** de grasa; **40 g** de carbohidratos; **10 g** de fibra; **10 g** de proteinas

Ensalada de carne

Tiempo de cocción: **10 minutos**
Rinde: **2 porciones**

Ingredientes

- 300 g de filete de solomillo
- 1 cucharadita de aceite de aguacate
- Sal y pimienta negra molida al gusto
- 3 tazas de lechuga romana rallada
- ½ taza de col roja rallada
- ½ taza de pepino picado
- ¼ taza de hojas de menta picadas gruesas
- ¼ taza de cilantro picado grueso
- Algunos cacahuetes, tostados y picados.
- Cebolla roja cortada en rodajas finas

Preparación

Calentar una sartén o parrilla a fuego medio-alto. Frote el filete con el aceite y sazone con sal y pimienta. Cocine el filete durante 5 minutos por cada lado o hasta que esté cocido a su gusto. Colocar el filete en una tabla de cortar. Cubra el filete con papel de aluminio y déjelo reposar durante 10 minutos. Cortar el filete en rodajas finas en sentido contrario a las agujas del reloj.

Colocar la lechuga romana, la col y el pepino en dos cuencos para servir.

Adorne con las tiras de filete, la menta y el cilantro. Rocíe con el aderezo de su elección. Decorar con cacahuetes y rodajas de cebolla y servir inmediatamente.

Valores nutricionales por porción

446 *cal;* **28 g** *de grasa;* **13 g** *de carbohidratos;* **3 g** *de fibra;* **37 g** *de proteínas*

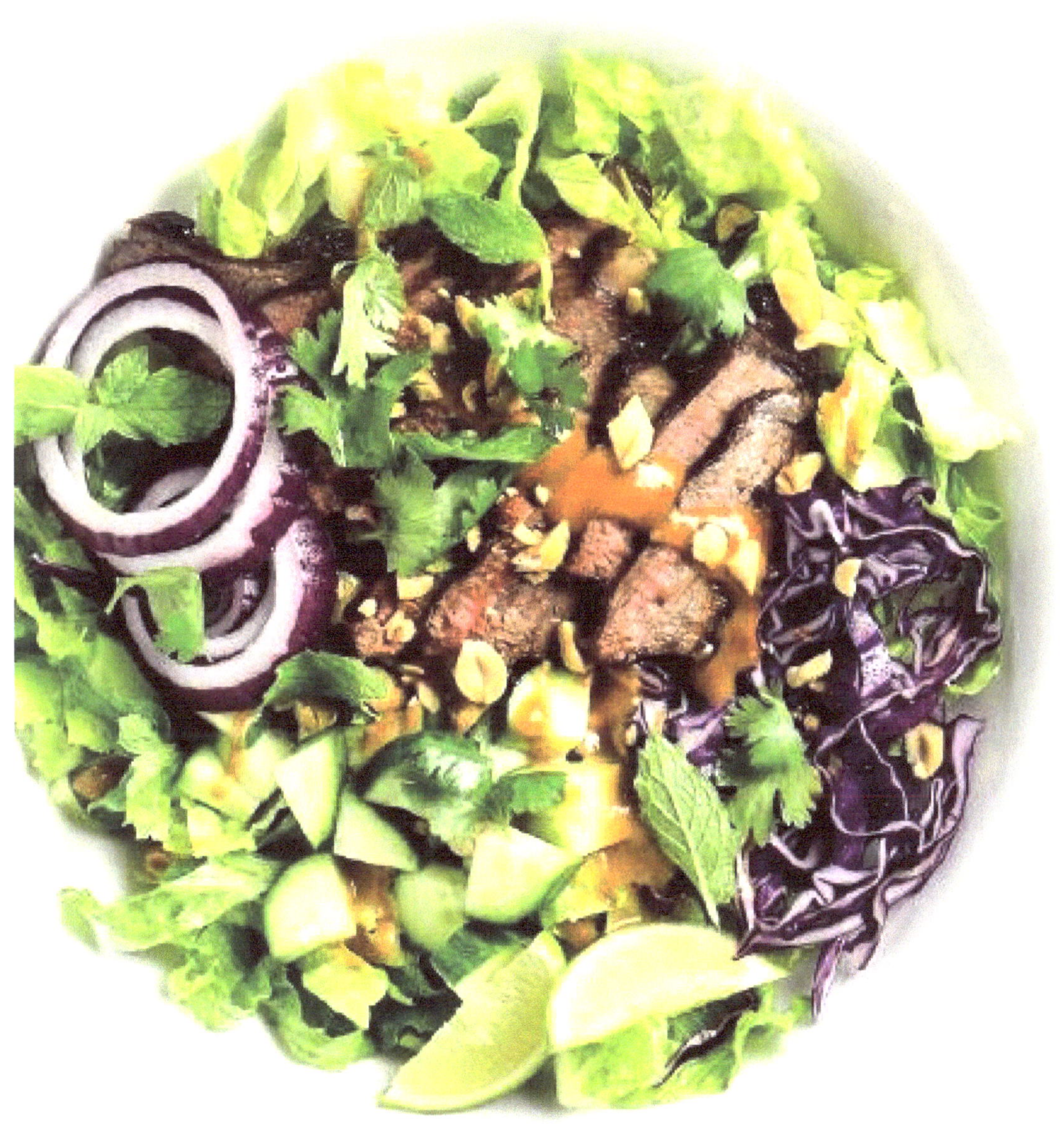

Pollo asado con hierbas

Tiempo de cocción: **80 minutos**
Rinde: **4 porciones**

Ingredientes

* 1 pollo entero (aprox. 1,3 kg)
* 2 cucharadas de mantequilla ablandada
* 3 cucharadas de perejil picado
* 2 cucharaditas de romero picado
* 1 cucharadita de tomillo picado
* 1 cucharadita de ajo en polvo
* Sal y pimienta negra molida al gusto

Preparación

Engrasar una fuente de horno. Precalentar el horno a 190 °C.

En un bol pequeño, mezcle con un tenedor la mantequilla, el perejil, el romero, el tomillo, el ajo en polvo, la sal y la pimienta.

Reservar aproximadamente ½ cucharada de la mezcla de mantequilla y repartir el resto de manera uniforme entre la piel y la carne de la pechuga, los muslos y los muslos.

Coloque el pollo, con la pechuga hacia arriba, en el plato preparado. Untar la piel del pollo con el resto de la mantequilla. Sazonar con sal y pimienta. Asar sin tapar durante aproximadamente 1 hora y 15 minutos o hasta que los jugos salgan claros al pinchar el pollo alrededor del hueso del muslo.

Cubra el pollo con papel de aluminio y déjelo reposar durante 5 minutos. Cortar el pollo en trozos para servir.

Valores nutricionales por porción

***220** cal; **10 g** de grasa; **1 g** de carbohidratos; **0 g** de fibra; **30 g** de proteínas*

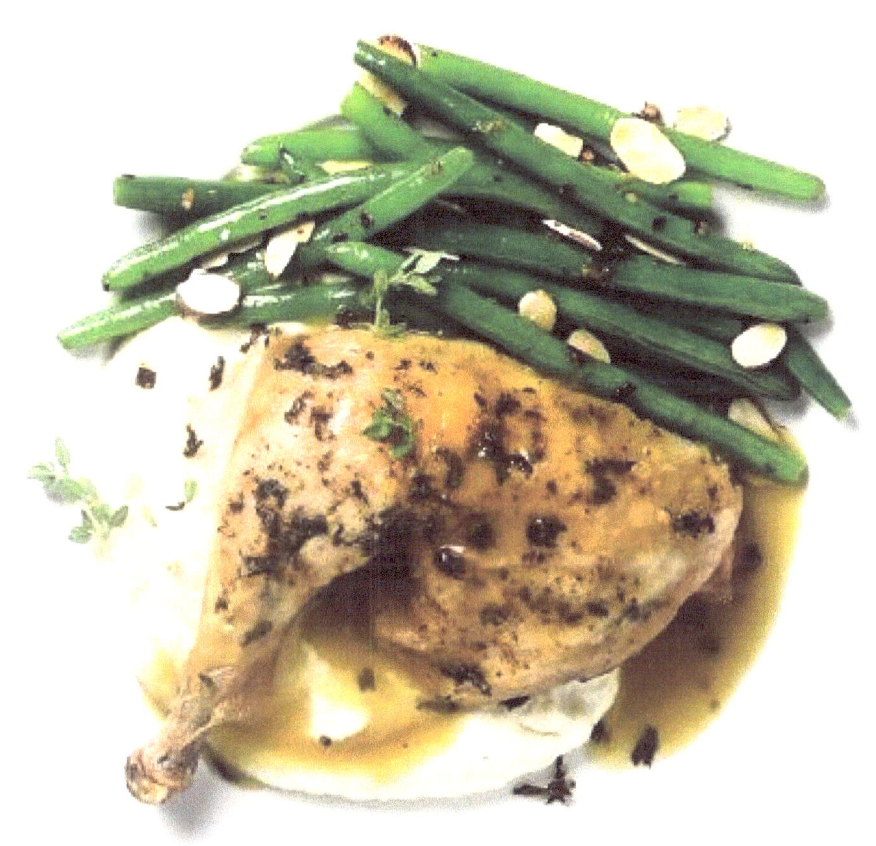

Pollo con berenjenas

Tiempo de cocción: **50 minutos**
Rinde: **4 porciones**

Ingredientes

- 4 muslos de pollo con hueso
- 1 cucharada de aceite de oliva
- 1 cebolla roja mediana, cortada en rodajas
- 4 dientes de ajo picados
- 3 cucharadas de pasta de tomate
- 1 lata (400 g) de tomates cortados en dados, sin escurrir
- 1½ taza de caldo de pollo
- 1 cucharadita de copos de pimienta roja
- 450 g de berenjena picada
- Sal y pimienta negra molida al gusto
- ⅓ taza de aceitunas sin hueso
- ⅓ taza de perejil picado
- 1 cucharada de alcaparras
- 2 cucharadas de zumo de limón fresco
- 450 g de brócoli al vapor, para servir

Preparación

Retire y deseche la piel del pollo. En una cacerola grande, calentar el aceite a fuego medio-alto. Añadir el pollo y cocinar durante 5 minutos por cada lado o hasta que se dore. Retirar el pollo de la sartén.

Colocar la cebolla en la sartén. Cocinar, removiendo de vez en cuando, durante 5 minutos o hasta que la cebolla se ablande. Añadir el ajo y la pasta de tomate. Cocinar y remover hasta que esté fragante, unos 30 segundos.

Añadir los tomates con su jugo, el caldo, las escamas de pimiento rojo al gusto, la berenjena, la sal y la pimienta. Remover para combinar bien.

Vuelva a poner el pollo en la sartén. Llevar a ebullición. Tapar y reducir el fuego a medio-bajo. Cocer durante 20 minutos, removiendo y dando la vuelta al pollo una vez durante la cocción. Retire la tapa y cocine durante 15 minutos más, dándole la vuelta al pollo una vez, hasta que el pollo esté cocido y la salsa haya espesado.

Añadir las aceitunas, el perejil, las alcaparras y el zumo de limón. Remover para combinar bien. Cocinar sin tapar durante 3 minutos o hasta que las aceitunas estén calientes. Sirva el pollo inmediatamente con brócoli al vapor.

Valores nutricionales por porción

***456** cal; **30 g** de grasa; **22 g** de carbohidratos; **7 g** de fibra; **28 g** de proteínas*

Curry de verduras

Tiempo de cocción: **20 minutos**
Rinde: **4 porciones**

Ingredientes

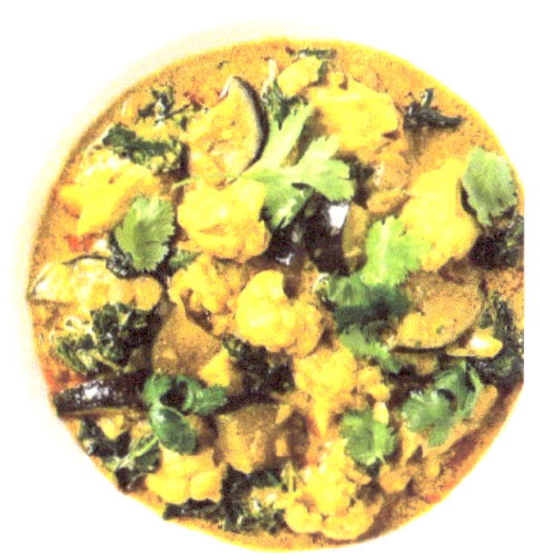

- 1 cucharada de mantequilla
- 1 taza de cebolla amarilla picada
- 4 dientes de ajo picados
- 1 cucharada de jengibre fresco finamente rallado
- ¼ taza de pasta de curry
- 1 lata (400 ml) de leche de coco
- 2 tazas de caldo de verduras
- 1 cabeza de coliflor (unos 800 g), cortada en ramilletes
- 1 berenjena (unos 450 g), cortada en rodajas gruesas
- 1 manojo pequeño de col rizada, sin los tallos, con las hojas picadas gruesas
- ½ taza de yogur natural
- ⅓ taza de cilantro picado grueso
- 2 cucharadas de zumo de limón fresco
- Sal y pimienta negra molida al gusto

Preparación

En una cacerola grande, derrita la mantequilla a fuego medio. Añadir la cebolla, el ajo y el jengibre y cocinar, removiendo de vez en cuando, durante 5 minutos o hasta que la cebolla se ablande.

Añadir la pasta de curry y cocinar durante 1 minuto o hasta que esté fragante. Añada la leche de coco y el caldo.

Añade la coliflor y remueve para cubrirla con la mezcla de curry. Tapar, subir el fuego a alto y llevar a ebullición. Reducir el fuego a medio y cocinar tapado durante 5 minutos. Añadir la berenjena y cocinar, tapada, de 7 a 10 minutos o hasta que se ablande.

Añada la col rizada y remueva suavemente para combinarla. Tapar y cocinar durante 2 a 3 minutos o hasta que la col rizada tenga un color verde brillante.

Añadir el yogur, el cilantro y el zumo de limón y remover suavemente para combinar. Probar y sazonar con sal y pimienta. Sirva las porciones individuales con más yogur y cilantro, si lo desea.

Valores nutricionales por porción

357 *cal;* ***22 g*** *de grasa;* ***28 g*** *de carbohidratos;* ***8 g*** *de fibra;* ***9 g*** *de proteínas*

Arroz de coliflor con gambas

Tiempo de cocción: **10 minutos**
Rinde: **3 porciones**

Ingredientes

- 1 cucharada de aceite de aguacate
- 3 huevos grandes
- 4 rebanadas de tocino, cortadas en cubos
- 3 dientes de ajo picados
- 2 cucharadas de jengibre fresco finamente picado
- 350 g de gambas grandes crudas
- 100 g de tirabeques picados
- 200 g de espárragos cortados en trozos
- 1 cucharadita de copos de pimienta roja
- 4 tazas de arroz de coliflor
- ⅓ taza de cilantro picado grueso
- ⅓ taza de cebollas verdes cortadas en rodajas finas

Preparación

En un wok o sartén grande, calentar el aceite a fuego alto. En un bol pequeño, bata los huevos hasta que estén bien mezclados.

Cuando el aceite esté caliente, añadir los huevos batidos, girando el wok para cubrir el fondo. Reducir el fuego a medio. Cocinar durante unos 3 minutos o hasta que la mezcla esté cuajada, girando el wok y levantando la tortilla para que el huevo sin cocer se hunda por debajo. Cuando el huevo esté casi cuajado, doblar la tortilla enrollándola ligeramente. Colócalo en una tabla de cortar pequeña y córtalo en tiras. Déjalo a un lado.

Poner el tocino en el wok. Cocinar a fuego medio-alto, removiendo de vez en cuando, durante 5 minutos o hasta que esté dorado y empiece a estar crujiente. Saque el tocino del wok y colóquelo en un plato forrado con papel de cocina. Escurra el tocino y deseche toda la grasa del wok menos una cucharada.

Vuelve a calentar el wok con la cucharada de grasa de tocino a fuego medio-alto. Añadir el ajo, el jengibre y las gambas y saltear durante 2 minutos o hasta que las gambas empiecen a cambiar de color.

Incorpore el tocino cocido, los guisantes y los espárragos. Saltear a fuego fuerte hasta que las verduras estén tiernas y crujientes. Añadir las escamas de pimiento rojo. Saltear hasta que esté bien mezclado.

Añadir el arroz de coliflor y el cilantro. Saltear durante 1 minuto o hasta que la coliflor esté caliente. Añadir las cebollas verdes y saltear hasta que estén bien combinadas. Adorne con cilantro y cebollas verdes adicionales y sirva inmediatamente.

Valores nutricionales por porción

*495 cal; **28 g** de grasa; **23 g** de carbohidratos; **7 g** de fibra; **40 g** de proteínas*

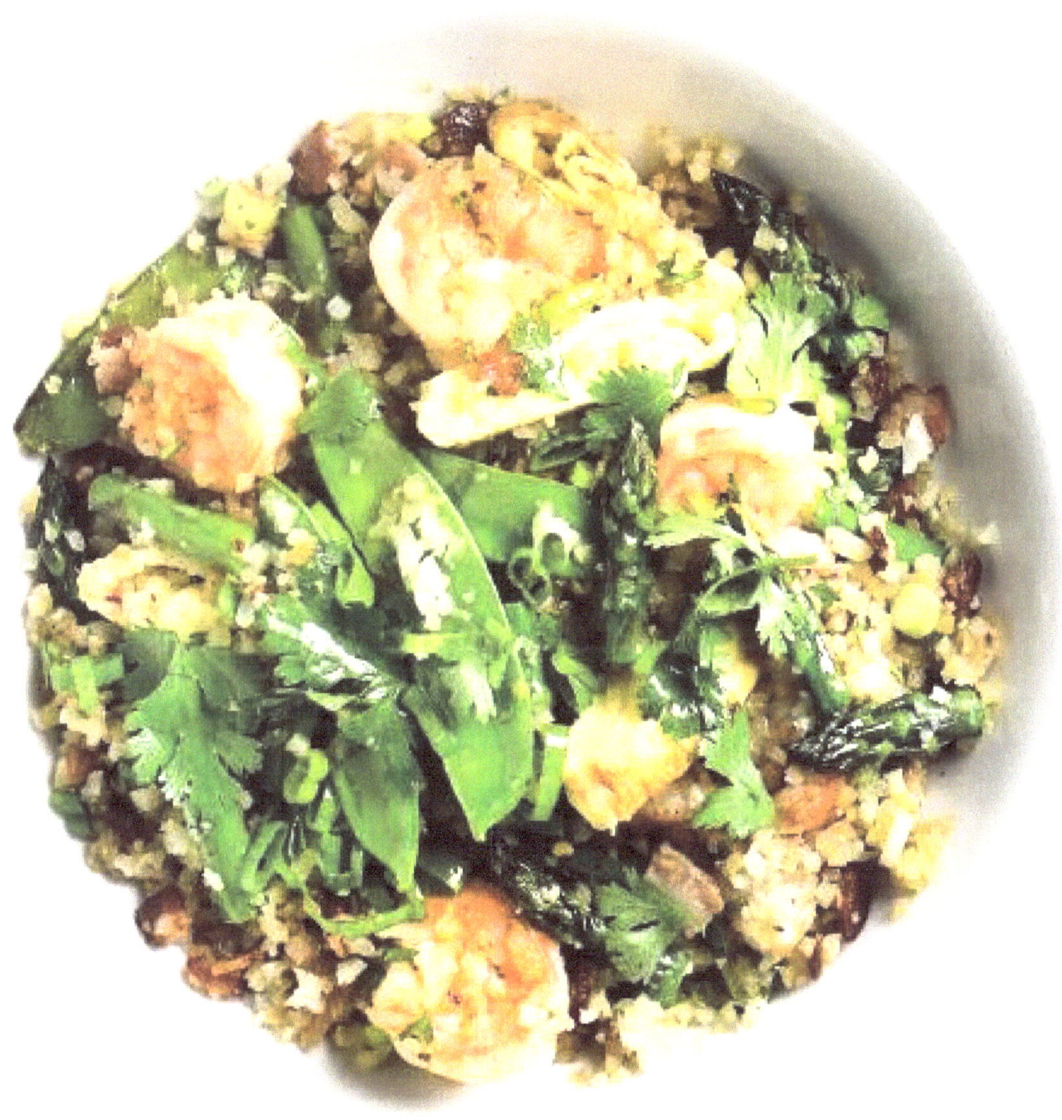

Camarones envueltos en jamón

Tiempo de cocción: **25 minutos**
Rinde: **2 porciones**

Ingredientes

- 6 pimientos pequeños, cortados por la mitad
- 500 g de brócoli, cortado en ramilletes
- 1 limón, en rodajas
- 2 cucharadas de aceite de oliva
- Sal y pimienta negra molida al gusto
- 8 lonchas de jamón, cortadas por la mitad a lo largo
- 16 camarones grandes crudos, con las colas intactas
- 2 dientes de ajo, cortados en aros
- ½ cucharadita de copos de chile
- 2 cucharadas de perejil picado
- 6 cucharadas de almendras laminadas, tostadas

Preparación

Precalentar el horno a 200 °C. Forrar una bandeja de horno con papel de hornear.

En la bandeja del horno, mezcle las mitades de pimiento, el brócoli, las rodajas de limón, una cucharada de aceite, sal y pimienta. Asar durante 7 minutos.

Envolver cada camarón con media loncha de jamón. Incorpore las gambas envueltas a la mezcla de pimientos y brócoli parcialmente cocida. Rociar con la cucharada de aceite restante. Añadir el ajo y las escamas de pimienta roja. Revuelva todo junto. Hornee durante 15 minutos o hasta que los camarones estén apenas cocidos y las verduras estén tiernas y crujientes.

Añada el perejil y revuelva para combinar. Espolvorear con almendras y servir inmediatamente con trozos de limón.

Valores nutricionales por porción

512 cal; 36 g de grasa; 23 g de carbohidratos; 11 g de fibra; 28 g de proteínas

Salmón con costra

Tiempo de cocción: **15 minutos**
Rinde: **2 porciones**

Ingredientes

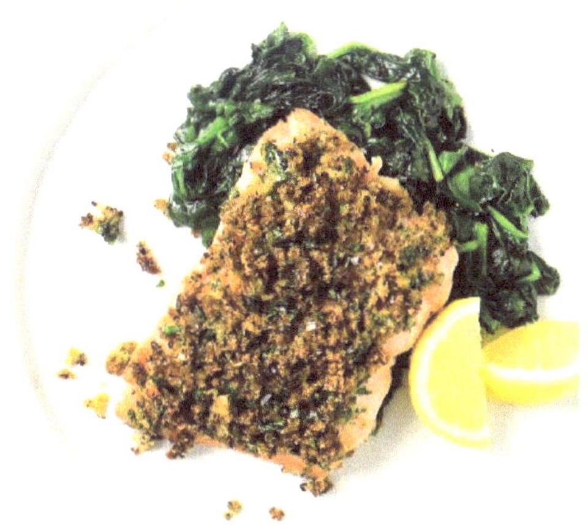

- 250 g de filete de salmón sin piel
- 1 clara de huevo grande
- ½ taza de pan rallado
- 3 cucharadas de perejil picado
- 1 cucharadita de tomillo picado
- 1 cucharadita de romero picado
- 1 cucharada de ralladura de limón
- ½ cucharadita de ajo en polvo
- ¼ de cucharadita de nuez moscada molida
- Sal y pimienta negra molida al gusto
- 1 cucharadita de mantequilla
- 10 g de queso parmesano fresco, rallado finamente
- 100 g de hojas de espinacas

Preparación

Precalentar el horno a 220 °C. Forrar una pequeña bandeja de horno con papel de aluminio y engrasar ligeramente el papel.

Cortar el salmón por la mitad. Colocar cada pieza en la bandeja de horno.

En un bol pequeño, bata la clara de huevo hasta que esté ligeramente espumosa. Añadir el pan rallado, el queso parmesano, el perejil, el tomillo, el romero, la ralladura, el ajo en polvo, la nuez moscada, la sal y la pimienta. Remover hasta que esté bien mezclado. Presione ligeramente la mezcla sobre los filetes de salmón con un tenedor o con los dedos. Hornear durante 15 minutos, dependiendo del grosor del salmón, o hasta que el salmón esté cocido a su gusto.

Durante los últimos 2 minutos de cocción, prepare las espinacas. En una sartén grande, derrita la mantequilla a fuego medio-alto. Añada las espinacas y cocínelas, dándoles la vuelta y removiéndolas, durante 1 a 2 minutos o hasta que las espinacas estén apenas marchitas. Colocar las espinacas en dos platos, decorar con el salmón y servir inmediatamente con gajos de limón.

Valores nutricionales por porción

***432** cal; **23 g** de grasa; **15 g** de carbohidratos; **7 g** de fibra; **32 g** de proteínas*

Albóndigas griegas

Tiempo de cocción: **35 minutos**
Rinde: **4 porciones**

Ingredientes

- 450 g de carne picada
- ½ taza de cebollas verdes cortadas en rodajas finas
- 4 dientes de ajo picados
- 2 cucharadas de eneldo picado
- 1 cucharada de orégano picado
  100 g de queso feta desmenuzado
- 1 cucharadita de ralladura de limón
- Sal y pimienta negra molida al gusto
- 3 calabacines medianos, cortados a lo largo
- 1 cucharada de aceite de oliva

Preparación

Precalentar el horno a 190 °C. Forrar una bandeja de horno con papel de hornear o papel de aluminio. Colocar una rejilla engrasada en la bandeja del horno.

En un tazón mediano, combine la carne, las cebollas verdes, el ajo, el eneldo, el orégano, el queso feta, la ralladura, la sal y la pimienta. Con las manos ligeramente mojadas para evitar que se pegue, formar 24 bolas (1 cucharada) con la mezcla. Dispóngalos en la parrilla. Hornear durante 25 minutos o hasta que esté dorado y cocido.

Mientras se cocinan las albóndigas, echa el calabacín en el aceite. Espolvorear con sal y pimienta. Cocinar por tandas en una sartén caliente hasta que aparezcan las marcas de la parrilla y el calabacín se ablande.

Disponer los calabacines en 4 platos de servicio. Añada 6 albóndigas por ración, cubra con salsa de tomate y espolvoree con queso feta y hojas de orégano adicionales para decorar. Servir inmediatamente. Guarde las albóndigas sobrantes en un recipiente hermético en la nevera hasta 5 días o en el congelador hasta 3 meses.

Valores nutricionales por porción

471 cal; 33 g de grasa; 17 g de carbohidratos; 4 g de fibra; 28 g de proteínas

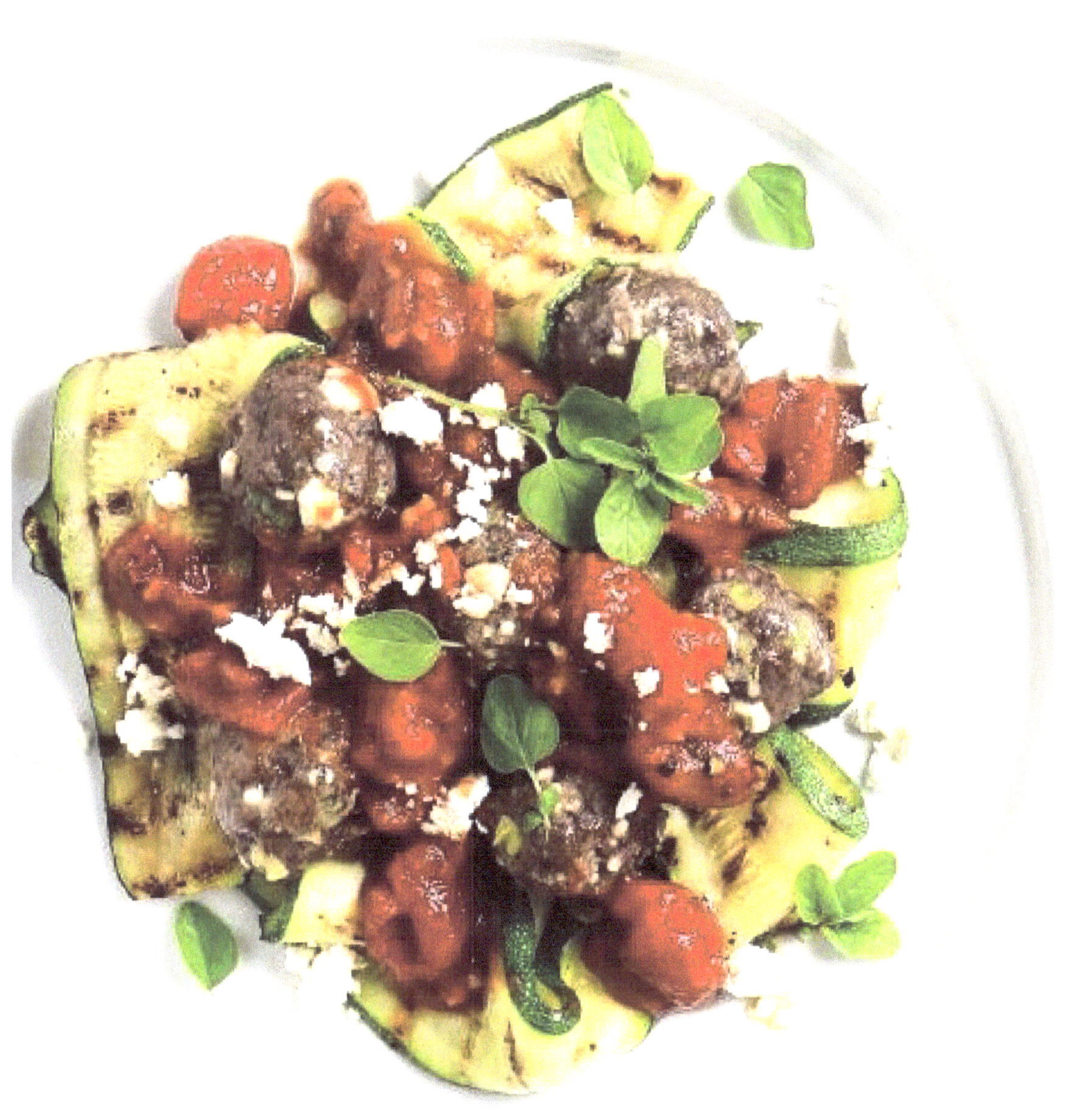

Carne cremosa

Tiempo de cocción: **15 minutos**
Rinde: **3 porciones**

Ingredientes

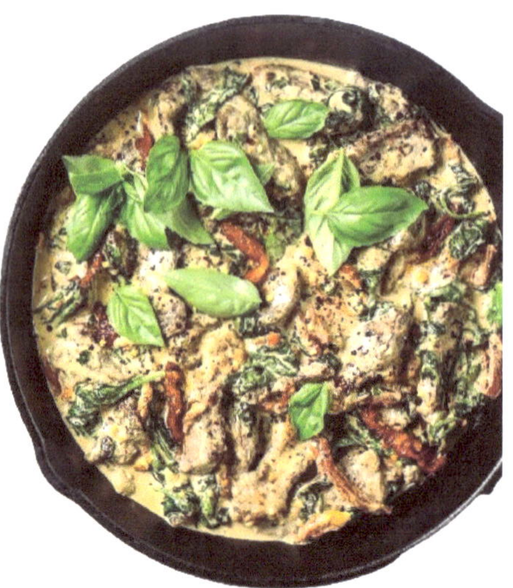

- 1 cucharada de aceite de aguacate
- 350 g de bistec de costilla, cortado en rodajas
- Sal y pimienta negra molida al gusto
- 2 dientes de ajo picados
- 1 taza de caldo de carne
- ¾ taza de nata para montar
- 2 cucharaditas de mostaza de Dijon
- ½ cucharadita de copos de chile
- ¼ de cucharadita de nuez moscada molida
- ¼ taza de albahaca picada
- 100 g de hojas de espinacas
- ½ taza de tomates secos, escurridos y cortados en tiras

Preparación

En una sartén grande, calentar el aceite a fuego medio-alto. Añade la carne, sal y pimienta. Cocine, revolviendo ocasionalmente, durante 2 a 3 minutos o hasta que la carne esté dorada. Retirar a un bol con una espumadera.

Añadir el ajo y cocinar durante 30 segundos hasta que esté fragante. Añada el caldo, la nata, la mostaza, los copos de chile, la nuez moscada y los tomates secos. Cocinar, removiendo de vez en cuando, de 3 a 5 minutos o hasta que la salsa espese.

Añadir la albahaca y remover para que se mezcle de forma homogénea. Añadir las espinacas y volver a poner la carne en la sartén. Remover hasta que las espinacas se marchiten. Adornar con hojas de albahaca y servir inmediatamente.

Valores nutricionales por porción

528 cal; 46 g de grasa; 8 g de carbohidratos; 2 g de fibra; 25 g de proteínas

Cremosa sopa de champiñones

Tiempo de cocción: **23 minutos**
Rinde: **4 porciones**

Ingredientes

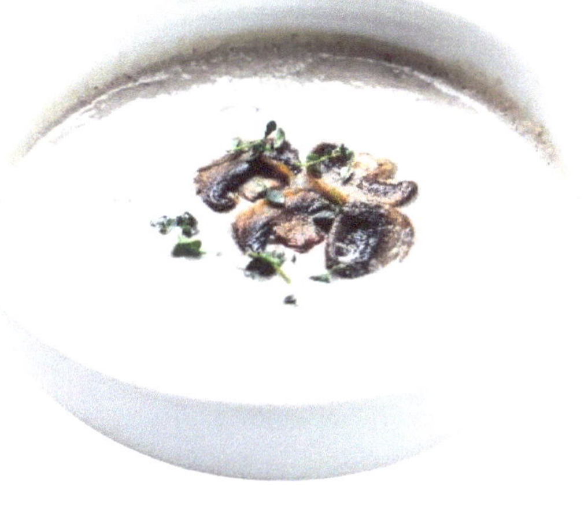

- 1 cucharada de mantequilla
- 1 cucharada de aceite de aguacate
- 900 g de champiñones variados, cortados en rodajas
- 1 taza de cebollas verdes cortadas
- 4 dientes de ajo picados
- 1 pizca de nuez moscada molida
- 5 tazas de caldo de pollo
- ¾ taza de nata líquida
- ½ taza de jerez seco o vino blanco seco
- 1 cucharadita de sal
- 1 cucharadita de pimienta negra molida

Preparación

En una olla de fondo grueso, derrita la mantequilla y el aceite a fuego medio-alto. Añade los champiñones, las cebollas verdes y el ajo. Cocinar sin tapar, removiendo de vez en cuando, de 5 a 7 minutos o hasta que los champiñones se ablanden.

Añadir el jerez, la sal, la pimienta y la nuez moscada. Cocer, removiendo, durante 1 minuto para eliminar el alcohol.

Añade acciones. Llevar a ebullición, luego reducir el fuego a medio-bajo. Cocer a fuego lento, tapado, durante 10 minutos. Incorporar la nata espesa y remover. Dejar enfriar durante 5 minutos.

Trabajando en dos o tres tandas, introduzca la sopa en una batidora y bátala hasta que esté muy suave. Vuelva a poner la mezcla en la misma olla (también puede utilizar una batidora de inmersión directamente en la olla).

Batir a fuego medio hasta que la sopa esté caliente y espesa. Añadir más caldo si la sopa queda demasiado espesa. Servir la sopa en cuencos individuales inmediatamente.

Valores nutricionales por porción

314 *cal;* **24 g** *de grasa;* **14 g** *de carbohidratos;* **3 g** *de fibra;* **10 g** *de proteínas*

Sopa cremosa de nabo

Tiempo de cocción: **25 minutos**
Rinde: **1 porción**

Ingredientes

- 1 cucharada de aceite de aguacate
- ¼ de cebolla picada
- 1 diente de ajo, finamente picado
- ½ nabo de tamaño medio, cortado en dados
- ¼ taza de coliflor picada
- ¼ cucharadita de romero finamente picado
- 1¾ taza de caldo de pollo
- ⅛ cucharadita de nuez moscada molida
- Sal y pimienta negra molida al gusto

Preparación

Calentar el aceite de aguacate en una cacerola a fuego medio. Añadir la cebolla y cocinar durante 3 minutos o hasta que esté translúcida.

Añadir el ajo y cocinar durante 30 segundos o hasta que esté fragante.

Añadir el nabo, la coliflor, el romero y el caldo y llevar a ebullición. Reduzca el fuego a bajo y cocine a fuego lento durante 20 minutos o hasta que las verduras estén tiernas.

Triturar la sopa con una batidora de mano hasta que quede suave. Añadir la nuez moscada y sazonar con sal y pimienta al gusto.

Sirva la sopa en un bol. Repartir unas cuantas hojas pequeñas de ensalada verde por encima, rociar con aceite de oliva y terminar con un poco de pimienta negra.

Valores nutricionales por porción

268 *cal;* **20 g** *de grasa;* **11 g** *de carbohidratos;* **2 g** *de fibra;* **10 g** *de proteínas*

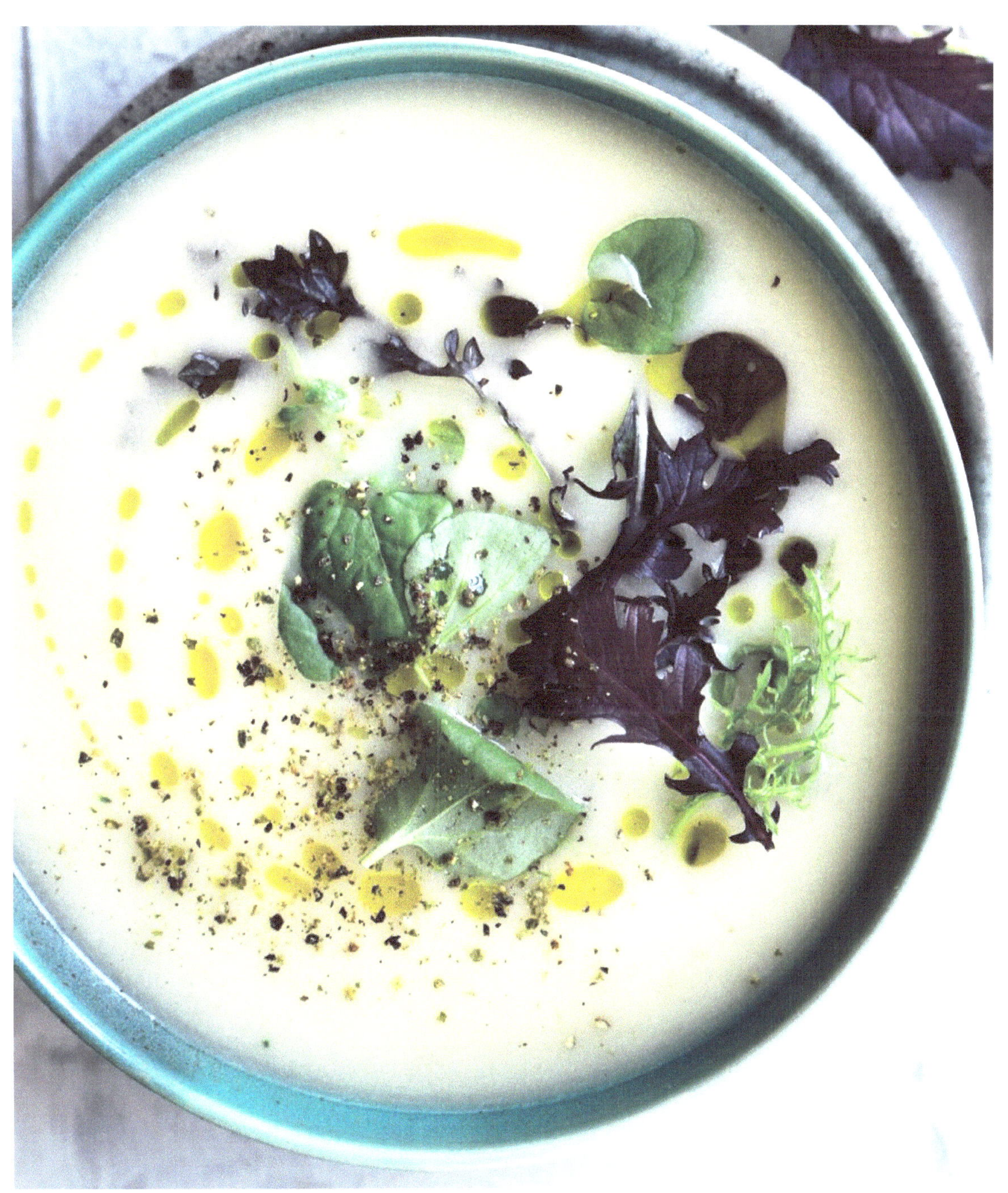

Sopa de quimbombó

Tiempo de cocción: **25 minutos**
Rinde: **1 porción**

Ingredientes

- 1 cucharada de aceite de aguacate
- ¼ de cebolla picada
- ⅛ taza de apio picado
- 1 diente de ajo picado
- ½ cucharadita de semillas de comino
- ¼ de cucharadita de cúrcuma
- 1 pizca de pimienta de cayena
- 2 quimbombó, picado
- ¼ taza de rábano blanco picado
- ¼ taza de nabos picados
- 1¾ taza de caldo de pollo
- 3 cucharadas de tomate entero triturado
- Sal y pimienta negra molida al gusto

Preparación

Calentar el aceite de aguacate en una cacerola pequeña a fuego medio. Añadir la cebolla y el apio y cocinar durante 3 minutos, o hasta que estén translúcidos.

Añada el ajo, el comino, la cúrcuma y la pimienta de cayena y cocine durante 1 minuto o hasta que esté fragante.

Añadir el quimbombó, los rábanos, los nabos, el caldo y los tomates y llevar a ebullición. Reduzca el fuego para que hierva suavemente y cocine durante 20 minutos. Sazonar con sal y pimienta al gusto.

Triturar la sopa con una batidora de mano hasta que quede ligeramente lisa, o se puede dejar la sopa en trozos.

Vierta la sopa en un bol, adorne con ramitas de cilantro y sirva.

Valores nutricionales por porción

*262 cal; **18 g** de grasa; **13 g** de carbohidratos; **3 g** de fibra; **10 g** de proteínas*

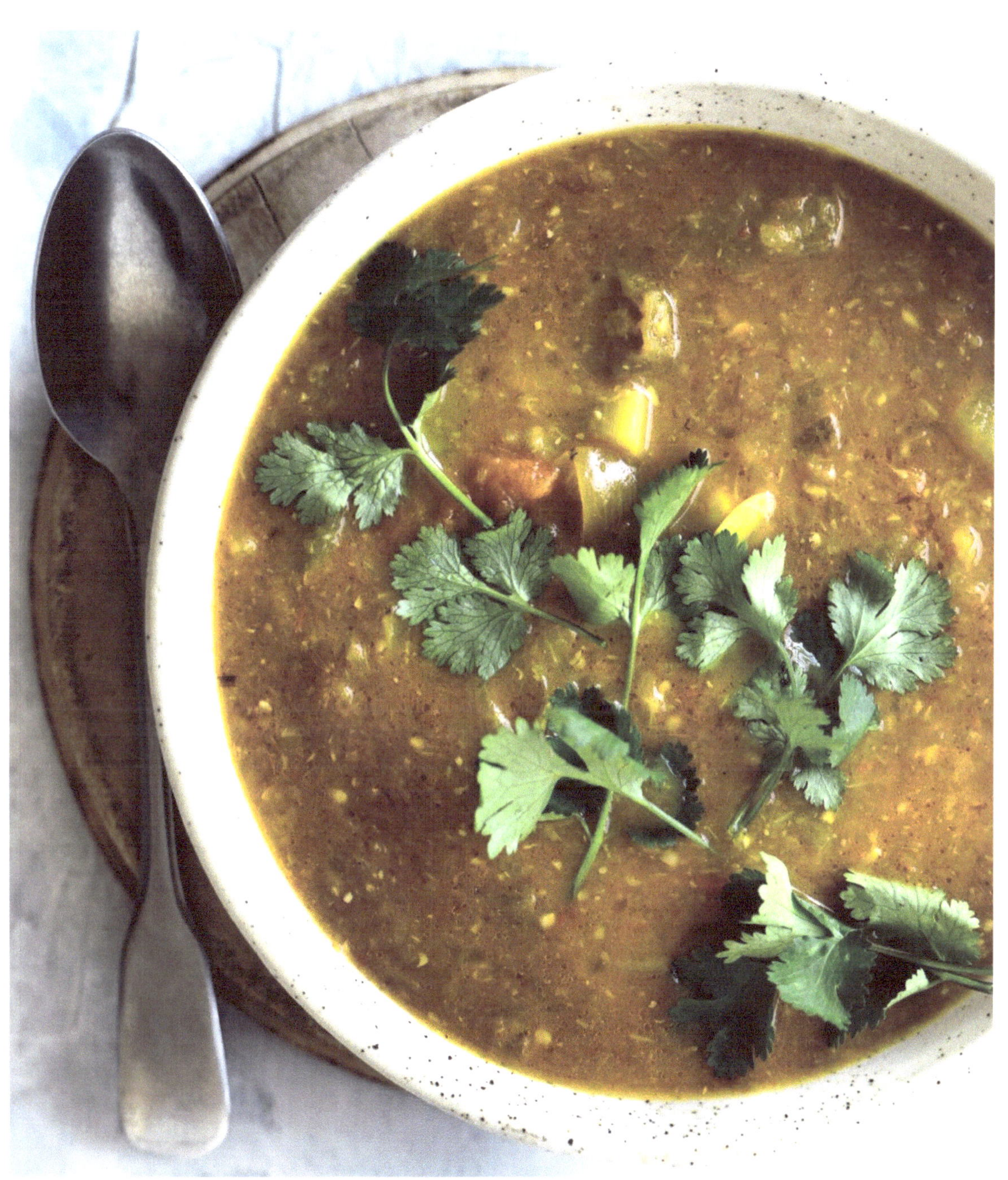

Sopa de coles de Bruselas

Tiempo de cocción: **25 minutos**
Rinde: **1 porción**

Ingredientes

* ¼ de cebolla pequeña, picada
* 1 diente de ajo, finamente picado
* ⅓ taza de floretes de coliflor
* 1⅓ taza de coles de Bruselas, cortadas por la mitad
* 1 cucharada de aceite de aguacate
* 1¾ taza de caldo de pollo
* Sal y pimienta negra molida al gusto

Preparación

Precalentar el horno a 200 °C.

Poner todas las verduras en un bol, añadir el aceite de aguacate y remover para cubrirlas. Extienda las verduras en una bandeja para hornear y áselas en el horno durante 15 a 20 minutos (removiendo a mitad de camino) hasta que se doren ligeramente.

Reservar 8 mitades de coles de Bruselas asadas y reservar.

Pasar el resto de las verduras asadas de la bandeja de horno a una cacerola, verter el caldo y llevar a ebullición. Reduzca el fuego y cocine a fuego lento durante 20 minutos, o hasta que las verduras estén muy tiernas.

Triturar la sopa con una batidora de mano hasta que quede suave, y luego sazonar con sal y pimienta al gusto.

Añadir las coles de Bruselas reservadas a la sopa y cocer a fuego lento durante 1 minuto hasta que esté caliente.

Verter la sopa en un bol, espolvorear con perejil picado y rociar con unas gotas de aceite de oliva.

Valores nutricionales por porción

339 cal; 25 g de grasa; 16 g de carbohidratos; 6 g de fibra; 13 g de proteínas

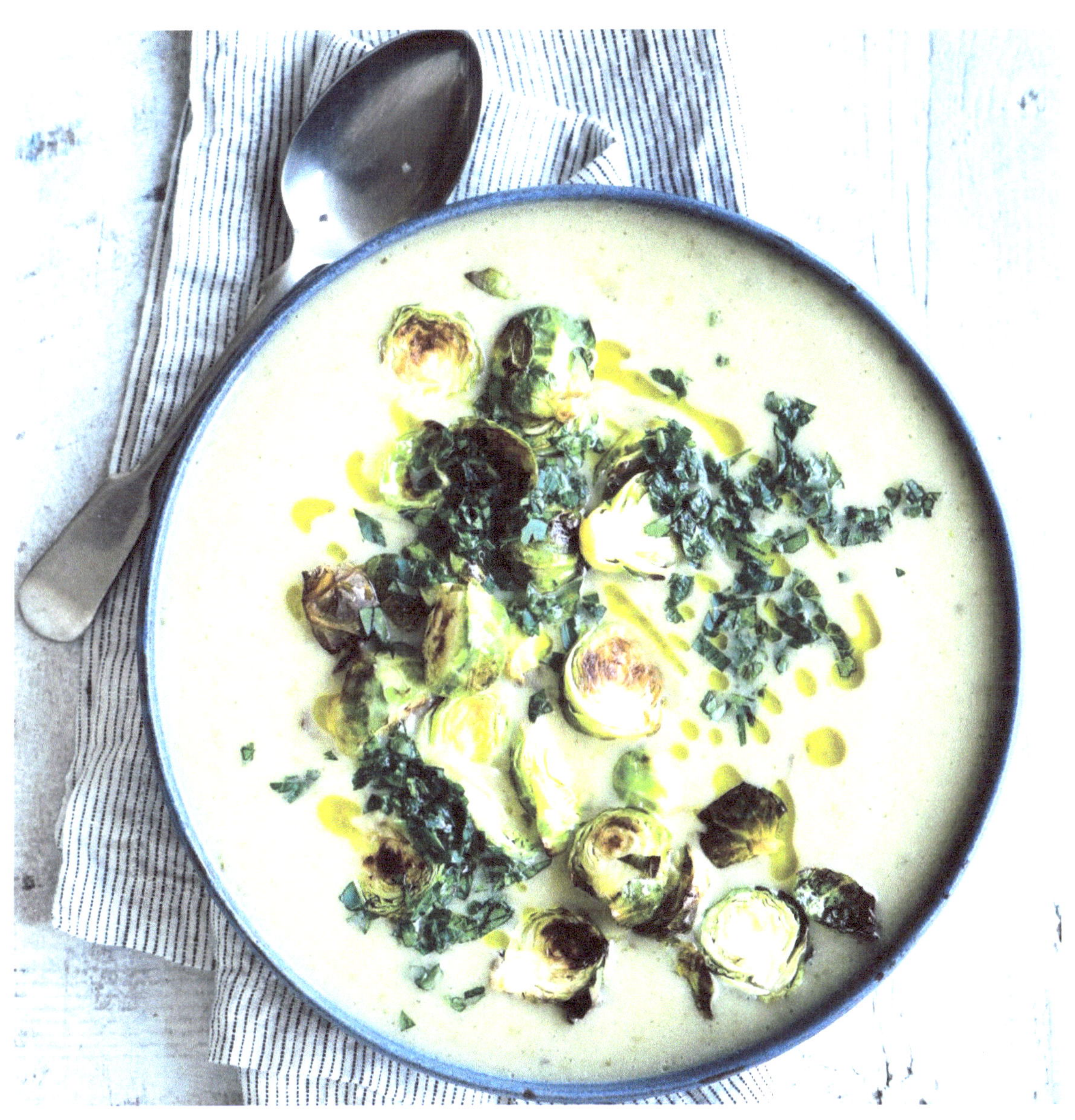

www.ingramcontent.com/pod-product-compliance
Lightning Source LLC
Chambersburg PA
CBHW040144240726
48664CB00002B/594